心力衰竭健康管理实践指南

徐翠荣　李国宏　主编

U0254758

东南大学出版社
SOUTHEAST UNIVERSITY PRESS
·南京·

图书在版编目(CIP)数据

心力衰竭健康管理实践指南 / 徐翠荣,李国宏主编. —南京：东南大学出版社,2021.11

ISBN　978-7-5641-9648-6

Ⅰ.①心…　Ⅱ.①徐…　②李…　Ⅲ.①心力衰竭—诊疗—指南

Ⅳ.①R541.6-62

中国版本图书馆 CIP 数据核字(2021)第 170583 号

责任编辑：张　慧　责任校对：子雪莲　封面设计：毕　真　责任印制：周荣虎

心力衰竭健康管理实践指南

Xinlishuaijie Jiankang Guanli Shijian Zhinan

主　　编：徐翠荣　李国宏
出版发行：东南大学出版社
社　　址：南京四牌楼 2 号　邮　　编：210096　电　　话：025 - 83793330
网　　址：http://www.seupress.com
电子邮件：press@seupress.com
经　　销：全国各地新华书店
印　　刷：南京京新印刷有限公司
开　　本：700mm×1000mm　1/16
印　　张：10.75
字　　数：204 千字
版　　次：2021 年 11 月第 1 版
印　　次：2021 年 11 月第 1 次印刷
书　　号：ISBN 978-7-5641-9648-6
定　　价：30.00 元

本社图书若有印装质量问题,请直接与营销部调换。电话(传真):025 - 83791830

《心力衰竭健康管理实践指南》
编委会

顾　问　刘乃丰　马根山
主　编　徐翠荣　李国宏
副主编　陈　泳　汤卫红　封海霞　吴燕平
编　者　（按姓氏笔画排序）

丁建东　东南大学附属中大医院
马向南　东南大学附属中大医院
毛圣娴　南京市鼓楼区中央门社区卫生服务中心
卞　红　南京市鼓楼区中央门社区卫生服务中心
王　河　南京市玄武区卫生健康委员会
史红梅　东南大学附属中大医院
史秋寅　东南大学附属中大医院
刘　艳　南京市玄武区锁金村社区卫生服务中心
苏小艳　东南大学附属中大医院
陈蓉凤　南京市鼓楼区挹江门社区卫生服务中心
郑月月　东南大学附属中大医院
周冰莹　常州市第二人民医院
林艳冰　南京市玄武区新街口社区卫生服务中心
郝天天　东南大学医学院
胡亮亮　东南大学医学院
钱惠芬　南京市鼓楼区挹江门社区卫生服务中心
谈雅茹　中国医学科学院皮肤病医院
徐路斌　南京市玄武区玄武门社区卫生服务中心
徐筱璐　东南大学医学院
谢樱姿　东南大学附属中大医院
虞建花　南京市玄武区新街口社区卫生服务中心
路琰琰　泰安市中心医院
樊　慧　东南大学附属中大医院

序

心力衰竭作为当今社会最常见的慢性疾病之一,具有反复发作,预后较差等特点,医护人员必须掌握心力衰竭患者的生理和心理特点,根据其不同的文化、职业、经历和心理需求,有效开展心力衰竭患者的健康管理。近年来,随着心力衰竭诊疗技术的不断发展和创新,心力衰竭健康管理领域涌现了许多新的理念、方法与技术。但目前我国有关心力衰竭患者健康管理内容仍较少,对心力衰竭患者的健康管理水平参差不齐,亟需一本系统、全面指导心力衰竭健康管理实践的指南。

为进一步帮助广大医护人员、健康管理从业者及患者系统掌握心力衰竭健康管理的相关知识和技能,编者汇集多位资深医学专家编写了《心力衰竭健康管理实践指南》一书。本书在编写过程中,各位专家在检索和参照国内外最新指南和前沿研究的基础上,针对目前心力衰竭健康管理中存在的诸多问题,基于临床实际需求,从心力衰竭患者的药物治疗管理、非药物治疗管理、心力衰竭容量与营养管理、心力衰竭患者的运动康复管理、心力衰竭患者的情绪管理、心力衰竭患者的健康风险管理等方面全面系统地介绍了心力衰竭患者身心综合健康管理方法,为心力衰竭健康管理提供了指导,解决临床实际问题,先进、务实。

相信本书一定能够让广大医护、健康管理工作者和心力衰竭患者全面系统熟悉心力衰竭健康管理方面的知识,进一步提升健康管理能力和水平,改善心力衰竭患者预后。心力衰竭健康管理知识面广,发展迅速,如书中存在一些错误或不足,敬请广大读者批评指正。

东南大学附属中大医院院长　滕皋军

前　　言

　　心力衰竭是多种心血管疾病的最终归宿和主要死亡原因,其患病率正在逐年攀升。许多心力衰竭患者在出院后五年的生存率较低,已经与恶性肿瘤的生存率相接近,严重影响了患者的健康水平和生命质量。其中导致患者再次住院的主要原因,是患者对于健康管理重要性认识不足以及相关知识和技能缺乏。出院后症状管理执行率低、自我管理能力低,是导致心力衰竭患者生活质量下降、威胁生命的主要原因。

　　健康管理是指对个人健康信息分析后进行的健康及疾病危险性评估,识别并控制危险因素,再实施个体化的健康教育及医疗服务需求指导。据调查研究,我国慢性心力衰竭患者健康管理处于较低水平,呈现"低维持、低管理、低信心"状态,心力衰竭患者从根本上没有意识到健康管理的重要性,症状出现后没有采取正确缓解症状的措施,对于疾病控制没有信心。为了及时全面地把心力衰竭患者健康管理理念、知识和技能介绍给国内同行以及患者,我们特组织多名资深医疗护理及健康管理专家编写了该《心力衰竭健康管理实践指南》。

　　本书共分为九章。第一章阐述心力衰竭及健康管理的相关概述;第二章介绍心力衰竭基本知识;第三到八章为心力衰竭患者具体的健康管理措施,从药物治疗管理、非药物治疗管理、容量与营养管理、运动康复管理、情绪管理、健康风险管理等方面详细阐述了健康管理的具体方法;第九章介绍了心力衰竭健康管理新进展。本书具备如下特点:

　　1. 严谨性-本书构架清晰、逻辑缜密,从概述到具体的管理方法,再到发展趋势,层层递进,让读者一目了然,易于接受。

　　2. 先进性-依据最新指南及国内外研究前沿理论和成果,制订心力衰竭患者健康管理的实施方案,具有较强先进性。

　　3. 专业性-从疾病本身探讨,再深入挖掘该疾病科学的健康管理方式,为临床医护、健康管理工作者和心力衰竭患者提供有价值参考。

　　本书编写过程中得到多位资深医学专家的大力支持和帮助。正是由于他们在繁忙的工作中辛勤笔耕,不吝赐稿,才使得本书顺利编排,付梓出版,谨此特表谢意!

　　毋庸置疑,本书一定存在疏漏不妥之处,尚祈读者指正,使我们在编写过程中不断改进,以便再版时修改、完善。

东南大学附属中大医院护理部主任　徐翠荣

2021 年 2 月

目　　录

第一章　心力衰竭患者健康管理概论

第一节　健康管理概述

一、什么是健康管理

在 20 世纪 80 年代健康管理从美国兴起,随后英国、德国、法国和日本等发达国家也积极效仿和实施。健康管理研究与服务内容也由最初的健康体检及对生活方式的指导,发展到目前的国家或国际组织全民健康促进战略规划的制定、个体或群体的全面健康检测、健康风险评估与控制管理。进入 21 世纪之后,健康管理开始在我国逐步兴起与发展。

健康管理虽然在国际上出现已有三十多年,但至今还没有一个公认和统一的定义、概念及内涵的表述。健康管理学在国际上还没有形成一个完整的学科体系,各国研究的重点领域及方向不尽相同。目前,对健康管理的含义,存在不同视角的解释。从公共卫生的角度,健康管理就是识别出健康的危险因素然后进行连续监测和有效控制;从预防保健的角度,健康管理就是通过体检早期发现疾病,并做到早诊断及早治疗;从健康体检的角度,健康管理是健康体检的延伸与扩展,健康体检加上检后服务就等于健康管理;从疾病管理的角度,健康管理就是积极主动地进行筛查与及时诊治疾病。这些解释,无论在定义的表述、概念及内涵的界定上均存在着一定的局限性,目前还没有一个定义、概念能被普遍接受。

与其他学科和行业一样,健康管理的发展与社会文明及进步息息相关。经济和社会的进步使医疗服务技术快速发展,人类的寿命不断延长,日益严重的人口老龄化问题对医疗卫生行业提出了更高需求,人们对健康的需求比以往任何时期都要强烈。此外,急性传染病和慢性病的双重威胁以及环境的恶化也加速了医疗卫生需求的攀升。传统"以疾病为中心"的生物－医学诊治模式已经应对不了新的挑战,而个体和群体、社会支持的"以健康为中心"的生物－心理－社会管理模式在市场的呼唤下应运而生。

健康管理是以现代健康观和中医"治未病"思想为指导,科学运用医学、管理学等相关学科的理论、技术和方法,对个体和群体健康状况以及影响健康的危险因素进行全面连续的检测、评估和干预,以提供"促进人人健康为目标"的优质服务。

简言之,健康管理是以人的健康为中心,长期连续、周而复始、螺旋上升的全人、全程、全方位的健康服务。健康管理包括三部曲:① 了解和掌握健康,即对个体或群体进行健康状况的检测和信息收集;② 关心和评价健康,即对个体或群体进行健康风险的评估和健康评价;③ 改善和促进健康,即对个体或群体实施健康危险因素的干预和健康促进。健康管理以最优化的资源投入获取最大化健康效益。落实到健康管理的具体操作流程,体检是前提,评估是手段,干预是关键,促进则是目的。

二、健康管理的目标和特点

(一)健康管理的目标

1. 改善健康和福利;

2. 减少影响健康的危险因素;

3. 预防疾病高危人群患病;

4. 促进疾病早期诊断;

5. 增加临床效用效率;

6. 避免可预防疾病相关并发症的发生;

7. 消除或减少无效或不必要的医疗服务;

8. 对疾病的结局做出评价并提供持续性的评估和改进。

(二)健康管理的特点

健康管理具有标准化、量化、个体化和系统化等特点。健康管理的具体内容和工作流程必须参照循证医学和公共卫生相关标准以及正式公布的预防和控制指南、规范等进行确定和实施。健康评估和干预的结果既要针对个体和群体的特征和健康需求,还要注重服务的可重复性和有效性,尤其强调多平台协作提供服务。

综上所述,健康管理是在健康管理医学理论指导下的医学服务。健康管理的理念是"病前主动防,病后科学管,跟踪服务不间断"。健康管理的宗旨是有效地利用有限资源以达到最大健康效果,其主体是经过系统医学教育或培训并取得相应资质的医务工作者,客体是健康人群、亚健康人群以及慢性非传染性疾病早期和康复期人群。健康管理的策略是提供有针对性、科学的健康信息并创造条件采取行动来改善健康,重点是慢性非传染性疾病及其风险因素。信息技术和金融保险是健康管理的两大支撑点。

三、健康管理的方法

健康管理的方法包括一级预防、二级预防和三级预防。一级预防是指在疾病发生之前预防其发生,如按照免疫、卫生、营养、人类环境改造学等设计工作场所以及健康的家庭或作业环境;二级预防是指在疾病发展之前对疾病进行早期诊断检测,如实施问卷调查以了解疾病征兆(即特定的健康评估),或对疾病进行筛查;三级预防则是指在疾病发生之后预防其发展和蔓延,以减少疼痛和伤残,如基于功能性健康状况评价的患者管理、伤残管理、疾病康复等。目前,我国大多数疾病管理项目以三级预防为主。

四、健康管理在我国慢性病患者中的重要性

(一)慢性病患病率迅速上升,成为中国人群主要死因

慢性病,指“非传染性疾病”,其主要包括心脑血管疾病、糖尿病、恶性肿瘤、慢性呼吸系统疾病,也称为生活方式相关疾病。慢性病具有病程长、流行广、费用高、致残致死率高等特点。2006 年世界卫生组织的报告中明确指出:慢性病已经成为危害居民健康的首要因素。第 66 届联合国大会预防和控制非传染性疾病高级别会议于 2011 年 9 月 19 日至 20 日在联合国总部美国纽约召开,来自 193 个会员国的各国元首和政府首脑聚首于此,就非传染性疾病的预防和控制问题共同发表政治宣言,呼吁各国面向全民积极采取干预措施。在我国,随着生活水平的迅速提高,由不良生活方式,如吸烟、酗酒、饮食不平衡、运动不足等生活行为危险因素引起的慢性病患病率迅速上升,慢性病成为中国人群的主要死因,患病率和死亡率持续上升。

1. 我国重点慢性病的患病情况 慢性病的发生和流行与经济社会、生态环境、文化习惯和生活方式等因素密切相关。我国慢性病的流行与发展态势不容乐观,伴随工业化、城镇化、老龄化进程加快,我国慢性病的发病人数快速上升,现有确诊患者 2.6 亿人,已成为重大的公共卫生问题。国家卫计委发布的《中国居民营养与慢性病状况报告(2015)》中指出,2012 年全国 18 岁及以上成人的高血压患病率为 25.2%,糖尿病患病率为 9.7%,与 2002 年相比,患病率呈上升趋势;40 岁及以上人群慢性阻塞性肺病患病率为 9.9%。根据 2013 年全国肿瘤统计结果分析,我国癌症发病率为 235/10 万,肺癌和乳腺癌分别位居男性、女性发病首位,十年来我国癌症发病率呈上升趋势。可见,慢

性病发病率呈逐步增长的态势,慢性病已成为我国主要的公共卫生问题和重大健康威胁。

高血压成为我国居民健康的头号杀手。根据监测数据,2010 年上海市18 岁以上成人的高血压患病率已达 26.3%,全市高血压患者估计约 300 万人以上。2000 年北京市 20～44 岁居民的高血压患病率为 22.8%,城市和农村地区分别为 23.4%和 22.5%,估计全市的高血压患者应在 300 万人以上。国外一项研究数据显示:到 2025 年世界高血压患者将超过 15 亿人。高血压发展到末期,会导致严重并发症,患者往往死于脑血管病、冠心病或高血压性心脏病等疾病。

2. 我国重点慢性病的死亡情况 慢性病已成为我国城乡居民死亡的主要原因。世界卫生组织的统计数据表明,非传染性疾病已成为人类的头号死因。2008 年,有 3 600 万人死于非传染性疾病,在同年全球 5 700 万死亡人数中占 63%。预计到 2030 年,非传染性疾病每年将夺走 5 200 万人的生命。《中国居民营养与慢性病状况报告(2015)》指出,2012 年全国居民慢性病死亡率为 533/10 万,占总死亡人数的 86.6%。而心脑血管病、癌症和慢性呼吸系统疾病为主要死因,占总死亡的 79.4%,其中心脑血管病死亡率为 271.8/10 万,癌症死亡率为 144.3/10 万,慢性呼吸系统疾病死亡率为 68/10 万。

(二)慢性病相关危险因素流行日益严峻

世界医学研究发现:在慢性病形成原因中,遗传因素占 15%,社会因素占10%,气候因素占 7%,医疗条件占 8%,而个人生活方式占比最高,所占比例为 60%。可见,不良生活方式是引发慢性病的主要原因。《中国居民营养与慢性病状况报告(2015)》指出,我国现有吸烟人数超过 3 亿,15 岁以上人群吸烟率为 28.1%,其中男性吸烟率高达 52.9%,而非吸烟者中暴露于二手烟的比例高达 72.4%;2012 年全国 18 岁及以上成人的人均年酒精摄入量为 3 L,饮酒者中有害饮酒率为 9.3%,其中男性为 11.1%;成人经常锻炼率仅为18.7%;吸烟、过量饮酒、高盐、高脂和身体活动不足等不健康生活方式是慢性病发生、发展的主要行为危险因素;经济社会快速发展和社会转型给人们带来的工作、生活压力,对健康造成的影响也不容忽视。

1. 我国人群超重和肥胖的患病率快速上升 国家体育总局发布的《2010年国民体质监测公报》表明,成年人超重率为 32.1%,肥胖率为 9.9%。在反映身体形态的指标中,40～44 岁成年男性"最重",平均体重达 70 kg,而 45～49 岁成年男性"腰最粗",达到 86.5cm。成年女性的身体形态指标显示,体重和腰围基本是随着年龄的增长而增加。《中国居民营养与慢性病状况报告

(2015)》指出,超重肥胖问题凸显,全国18岁及以上成人的超重率为30.1%,肥胖率为11.9%,比2002年分别上升了7.3%和4.8%;6~17岁儿童青少年的超重率为9.6%,肥胖率为6.4%,比2002年分别上升了5.1%和4.3%。由此可见,中国正在"跑步"进入肥胖时代。

2. 饮食不合理 随着我国经济迅速发展,食物供应日益丰富,人们偏离平衡膳食的食物消费行为愈加突出。主要表现为:肉类和油脂消费的增加导致了膳食脂肪的供能比快速上升,谷类食物的消费明显下降,食盐摄入仍居高不下。《中国居民营养与慢性病状况报告(2015)》指出,过去10年间,我国城乡居民粮谷类食物摄入量保持稳定;总蛋白质摄入量基本持平,优质蛋白质摄入量有所增加;脂肪摄入量过多,平均膳食脂肪的供能比超过30%;豆类和奶类消费量依然偏低;蔬菜、水果摄入量略有下降,钙、铁、维生素A、维生素D等部分营养素缺乏依然存在;2012年居民平均每天烹调用盐10.5g,较2002年下降了1.5g。

3. 身体活动不足 随着我国工业化进程加快和生活方式的改变,我国居民身体活动不足的问题亦日益突出,而人们自主锻炼身体的意识和行动却未随之增加。2000年,全国体质调研和2002年中国居民营养与健康状况的调查结果一致显示:我国居民每周参加3次以上体育锻炼的比例不足三分之一,其中30~49岁的中年人锻炼最少。《中国居民营养与慢性病状况报告(2015)》指出,成人经常锻炼率仅为18.7%。

4. 吸烟 中国一直是烟草生产和消费大国,生产和消费均占全球1/3以上。当前全国约有3.5亿吸烟者,2000年由吸烟导致的死亡人数近100万,超过艾滋病、结核、交通事故及自杀死亡人数的总和,占全部死亡人数的12%。如不采取控制措施,预计到2020年这个比例将上升至33%,死亡人数将突破200万,其中有一半人将在35~64岁之间死亡。《中国居民营养与慢性病状况报告(2015)》也指出,我国现有吸烟人数超过3亿,15岁以上人群吸烟率为28.1%,其中男性吸烟率高达52.9%,非吸烟者中暴露于二手烟的比例为72.4%。

(三)慢性病的疾病负担日趋加剧

1. 慢性病严重影响我国劳动力人口的健康 2003年,我国居民因恶性肿瘤、脑血管疾病、心脏病、高血压及糖尿病等五种慢性病的就诊人次高达6.51亿,占门诊总人次数的14.5%,其中仅心脏病就相当于所有传染病门诊人次数的2.8倍。2003年,因恶性肿瘤、脑血管病、心脏病、高血压及糖尿病等五种慢性病两周就诊患者中,劳动力人口约占一半。2004年,全国因患恶性肿瘤、脑血管病、缺血性心脏病、高血压及糖尿病等五种慢性病出院的人次数高达 1071.76 万人次,占总出院人次数的 16.1%。

慢性病多为终身性疾病,预后较差,并常常伴有严重并发症及残疾,使慢性病患者的生命质量大大降低。以糖尿病为例,患者肾衰竭的发生率比非糖尿病患者高 17 倍。2001 年,对我国 30 个省市大医院住院的糖尿病患者调查结果显示:患有一种以上并发症的糖尿病患者占 73%,其中 60% 患者合并高血压及心脑血管病变,1/3 合并糖尿病肾病,1/3 合并眼病。

2. 慢性病给个人、家庭和社会造成了沉重的经济负担　每年由慢性病导致的疾病负担占总疾病负担的比例高达 70%,由慢性病导致的高死亡占比与经济负担严重威胁着我国城乡居民的生命健康和财产安全,个人、家庭及社会面临着沉重的医疗和经济负担。2011 年世界银行估计,如果不采取有效的防控措施,预计在未来的 20 年,慢性病中,仅由心肌梗死、脑卒中、慢性阻塞性肺病和糖尿病所导致的疾病负担将超过 50%。当前,我国每年用于癌症患者的医疗费用将近千亿元,虽然花费高昂,但中晚期癌症的治疗效果仍不满意,其不良预后不仅给患者亲属带来巨大的悲痛,也影响了社会安定。可见,慢性病给居民,尤其是给农村居民带来了十分沉重的经济负担。慢性病与贫困的恶性循环,将使患者及家庭陷入"因病致贫,因病返贫"的困境。

党中央、国务院高度重视居民慢性病防治工作,国家卫健委和有关部门采取有力的措施,积极遏制慢性病高发态势。国内外经验表明,慢性病是可以有效预防和控制的疾病。多年来,在我国局部地区和示范地区开展的工作已经积累了大量的成功经验,并初步建立了具有中国特色的慢性病预防控制策略及工作网络。然而,慢性病防治工作仍面临着诸多问题和严峻挑战,全社会对慢性病的严重危害普遍认识不足,由政府主导、多部门合作、全社会参与的协同工作机制尚未建立,慢性病防治网络尚不健全,医疗卫生资源配置不够合理,人才队伍建设亟须加强。面对慢性病给国民健康和国民经济带来的严重威胁,实行积极的健康管理至关重要,它是实现人人健康的必然途径。以促进和维护健康为宗旨,实现预防为主、主动健康的目标,研究建立全面、全程、连续和个性化的健康管理模式,已成为医疗卫生服务的发展方向,并得到了国内外实践的验证。

第二节 心力衰竭患者健康管理的必要性

一、心力衰竭的流行病学

心力衰竭是各种心血管疾病的严重表现或晚期阶段,其患病率和死亡率居高不下。

(一)心力衰竭患病率持续上升

心力衰竭是一个全球性的公共卫生问题,在全球范围内影响约 2 600 万人,欧美成人心力衰竭患病率为 1%～2%,＞70 岁人群患病率＞10%,并且随着年龄的增加而逐年上升。2019 年国内的最新调查结果显示,在我国≥35 岁居民中,加权后心力衰竭患病率为 1.3%,即大约 1 370 万人患心力衰竭。心力衰竭患病率较 2003 年心力衰竭流行病学调查结果增加了 44%。

(二)心力衰竭死亡率高

我国的流行病学调查数据显示,心力衰竭住院患者病死率占全因心血管疾病住院死亡的 40%,比总体心血管病死率高,而且罹患心力衰竭的患者远期预后欠佳,约半数的心力衰竭患者在诊断后 5 年之内死亡。虽然近年来我国医疗水平有了很大的提高,患者对疾病的认识及治疗依从性得到较大的改善,但心力衰竭 5 年内死亡风险仍与恶性肿瘤死亡风险相当。

二、心力衰竭的影响及危害

慢性心力衰竭日益加重生命损失和卫生经济负担。慢性心力衰竭患者的病情常反复急性发作,不但加剧了患者痛苦和照护者负担,而且加快了患者心功能的恶化进程,增加了救治难度,缩短了患者生存时间。同时,患者病程长,导致了大量医疗资源持久消耗,给家庭和社会带来了沉重的卫生经济负担。因此,对慢性心力衰竭患者进行综合、连续、有效的健康管理势在必行。

三、心力衰竭患者健康管理的范畴

结合心力衰竭的疾病特点,心力衰竭患者的健康管理应包括认识心力衰竭、药物治疗管理、非药物治疗管理、容量与营养管理、运动康复管理、情绪管理、健康风险管理等内容,亟须着力研究并实施系统、有效的慢性心力衰竭健康管理方案和模式,以提高患者对疾病的认知和自我管理依从性,从而改善心力衰竭患者的健康结局。

第三节 心力衰竭患者健康管理存在的问题与对策

一、心力衰竭患者健康管理存在的问题与挑战

国外慢性心力衰竭健康管理开始于 20 世纪 70 年代,已形成较为成熟的慢性心力衰竭健康管理模式,主要包括以社区为单位的管理模式、家庭干预模式、电话干预模式、远程医疗模式等等,均不同程度地改善了患者的心理健康、心功能及生活质量等。在我国,慢性心力衰竭患者的健康管理起步较晚,且多为单中心、小样本研究。国内有地区开展了社区管理模式,但仍处于探索阶段。有研究表明,家庭、社区、医院一体化管理,减少了慢性病管理的随意化,提高了慢性心力衰竭患者的生存质量,是一项值得推广的初级卫生保健医疗照护模式。纵观国内外研究,慢性心力衰竭患者的健康管理仍存在亟须解决的四大突出问题:一是患者对于自我健康管理的依从性差,对自我健康管理缺少系统的认知;二是患者缺乏社会支持,存在焦虑、抑郁、社会隔离等负性心理问题;三是社区卫生服务中心缺乏与上级医院的有效沟通与技术支持,且缺乏高层次、高素质、专业化的社区心力衰竭管理教育团队;四是医疗卫生系统缺乏对患者健康管理的长效维持及追踪评价机制。

二、心力衰竭患者健康管理提升策略

(一)生活方式管理

1. 生活方式管理的定义　从卫生服务的角度来看,生活方式管理是指以个人或自我为核心的卫生保健活动。该定义强调了个人选择行为方式的重要性,因为行为方式直接影响人们的健康。生活方式管理通过健康促进技术,比如通过行为矫正和健康教育,引导人们远离不良行为,减少危险因素对健康的损害,预防疾病,改善健康。与危害的严重性相对应,饮食、活动、吸烟、饮酒、精神压力等是实施生活方式管理的重点。

2. 生活方式管理的特点

(1)以人为本,强调个体的健康责任和作用:事实上,选择什么样的生活方式纯属个人的意愿和行为。但实施生活方式管理可以告知患者哪些生活方式是有利于健康的,应该坚持的,通过多种方法和途径帮助患者做出正确选择,调动个体的主观能动性,并指导患者掌握改善生活方式的技巧等。

(2)以预防为主,有机整合三级预防:预防是生活方式管理的核心,其含

义不仅仅是预防疾病的发生,还在于延缓或逆转疾病的发展进程。因此,在心力衰竭患者的健康管理中,应该针对以控制健康危险因素、防止疾病发生的一级预防,通过早发现、早诊断、早治疗以防止或减缓疾病发展的二级预防,以及防止伤残、促进功能恢复、提高生存质量、延长寿命、降低病死率的三级预防,进行有机整合应用,提升健康管理的实际效果。

(3)通常需与其他健康管理策略联合进行。

3. 促进生活方式改变的技术

(1)教育:通过传递知识,进而帮助个体确立态度,改变行为。

(2)训练:通过一系列的参与式训练与体验,培训个体掌握行为矫正的各种技术。

(3)激励:通过正面强化、反面强化、反馈促进、惩罚等必要措施,以促进行为矫正。

(4)营销:利用社会营销技术大力推广健康行为,营造健康的大环境,促进个体不健康行为的改变。

单独或联合应用上述技术,可以促进人们养成健康的生活方式。然而,行为的改变并非易事,形成习惯并始终坚持是健康行为改变的终极目标。在此过程中,亲朋好友、社区等社会支持系统的帮助非常重要,可以在传播信息、付诸行动方面提供有利的环境和条件。

(二)疾病管理

1. 疾病管理的定义 疾病管理是健康管理的又一主要策略,其历史发展较长。美国疾病管理协会(Disease Management Association of America, DMAA)对疾病管理的定义:"疾病管理是一个协调医疗保健干预和与患者沟通的系统,它特别强调患者自我保健的重要性。疾病管理促进医患关系和保健计划,强调应用循证医学和增强个人能力的策略来预防疾病恶化,并以持续性地改善个体或群体健康为标准来评估临床、人文和经济方面的效果。"

2. 疾病管理的特点

(1)目标人群为患有特定疾病的个体:如心力衰竭管理项目的管理对象为已诊断患有心力衰竭的患者。

(2)关注个体或群体连续性的健康状况和生活质量:疾病管理不是以单个病例和(或)其单次就诊事件为中心的,而是关注个体或群体连续性的健康状况与生活质量,这也是它与传统单个病例管理的区别。

(3)需要综合协调医疗卫生服务和干预措施:这一特点至关重要。疾病本身使得疾病管理需要关注健康状况的持续性改善过程,而大多数国家的卫生服务系统具有多样性和复杂性,导致对多个服务提供者的医疗卫生服务与干预措施的综合协调一致非常艰难。因此,做好疾病管理的多方协调尤其重要。

3. 疾病管理的内容　美国疾病管理协会指出:疾病管理必须包括人群识别、循证医学指导、医生与服务提供者协调运作、患者自我管理教育、过程与结果的预测和管理,以及定期的报告和反馈等内容。

(三)基于健康生态学模型理论加强心力衰竭健康管理

健康生态学模型是一个新兴的研究领域,将生态学的理论用于研究健康,指出影响健康的多层次因素问题。国外 Helen 等人将影响健康的因素分为上游、中游和下游因素 3 个水平:上游因素指影响健康的相关宏观因素,如工作环境、居住条件、学历、个人经济状况等,以及健康保险、国家及地方的政策、政治经济制度等;中游因素为影响健康的中间因素,如引起疾病发生的不健康生活习惯:包括不合理的饮食结构、活动量少、吸烟、酗酒等;下游因素是直接引起健康状况改变的相关因素,如家族史、疾病史、卫生保健服务、个人生理指标等。这些因素是最直接影响健康的因素,也是人们最容易感受到的因素。

上、中、下游三个因素之间相互作用、相互影响,形成了一条决定健康水平的链条,上游因素决定中游因素,中游因素决定下游因素。健康影响因素主要通过健康生态学模型来作用于人体进而改变健康状况。健康生态学模型认为个体和群体的健康,是个体自身因素、社会环境和医疗卫生服务之间相互依赖和相互影响的结果,这些因素之间也相互作用,相互影响,多水平、多层面影响个体和群体的健康状况,并认为相比个人因素,社会环境、医疗政策、文化等因素对健康的影响更大。因此,基于健康生态学模型理论,有必要在患者个体层面加强自我健康管理、在医疗卫生服务层面建立大医院-社区卫生服务中心联动机制、在社会环境层面开展社会支持,如同伴支持等,以有效改善心力衰竭患者的健康结局,进而减轻家庭和社会负担。

第二章　认识心力衰竭

第一节　什么是心力衰竭

一、心力衰竭的定义与分类

（一）定义

心力衰竭（heart failure，HF），简称心衰，是指各种心脏功能或结构性疾病引起心室射血和（或）充盈功能障碍，心排血量减少，不能满足机体组织代谢需要，出现体循环及肺循环淤血，器官、组织血液灌注不足，主要临床表现为呼吸困难、活动耐量减退以及水钠潴留的一组综合征。有症状的心功能不全称为心力衰竭。

（二）分类

1. 按发病部位分类　按发病部位分为左心衰竭、右心衰竭和全心衰竭。

（1）左心衰竭：由左心室代偿功能不全所致，以肺循环淤血为特征，临床上极为常见。

（2）右心衰竭：是由心血管系统结构和功能异常导致右心室充盈或射血功能受损所引起的临床综合征，主要见于肺源性心脏病、肺动脉瓣及三尖瓣疾患，并且往往继发于左心衰竭。单纯的右心衰竭主要见于肺源性心脏病及某些先天性心脏病。单纯二尖瓣狭窄引起的心衰，是由于左心房压力升高导致肺循环高压，肺淤血明显，继之出现右心功能不全，因不涉及左心室的收缩功能，是一种特殊类型的心衰。

（3）全心衰竭是以体循环淤血为主要表现，因左心衰竭后肺动脉压力增高，加重右心负荷，继之出现右心衰竭。心肌炎及心肌病患者左、右心脏可同时受累，会同时出现左、右心衰，从而表现为全心衰竭。

2. 按发病的缓急分类　按发病的缓急分为急性和慢性心力衰竭。

（1）急性心力衰竭系因急性心肌损伤、心律失常、心脏瓣膜疾病或骤然加重的心脏前后负荷，造成急性心排血量下降、肺循环压力增高、循环阻力增加而出现急性肺淤血、肺水肿,同时可伴组织器官灌注不足和(或)心源性休克的临床综合征,临床上以急性左心衰竭最为常见。

(2) 慢性心力衰竭是由于各种原因的心肌损伤,如心肌梗死、心肌病、炎症感染及血液动力学异常等,引起心脏结构和功能改变,导致左心室射血和充盈功能降低引起的一组临床综合征,是心血管疾病发展过程的最后阶段,也是致死的主要原因。

3. 按左室射血分数分类 按左室射血分数分为射血分数降低性心衰、中间范围射血分数心衰和射血分数保留性心衰。左室射血分数(left ventricular ejection fraction,LVEF)是指每搏输出量与左心室容积的比值,通常通过超声心动图检查可以获得相应数值。一般正常人 LVEF 常大于 50%。

(1) LVEF<40%的心衰称为射血分数降低性心衰(heart failure with reduced ejection fraction,HFrEF),以前称为收缩性心衰。

(2) LVEF 在 40%~49%之间者称为中间范围射血分数心衰(heart failure with mid-range ejection fraction,HFmrEF),这一类患者心衰的特点是以轻度收缩功能障碍为主,同时伴有舒张功能不全。

(3) LVEF≥50%的心衰称为射血分数保留性心衰(heart failure with preserved ejection fraction,HFpEF),这一类心衰患者往往存在左室肥厚或左房增大等充盈压升高,心脏舒张功能受损的表现,即传统概念中的舒张性心衰。

大多数 HFrEF 患者同时合并舒张功能不全,而 HFpEF 患者也可能同时合并非常轻微的收缩功能异常。

二、心力衰竭的病因

(一) 心肌损害

1. 原发性心肌损害 冠状动脉疾病引起的缺血性心肌损害如急性心肌梗死、慢性心肌缺血;炎症和免疫性心肌损害如扩张型心肌病、心肌炎;遗传性心肌病如家族性扩张型心肌病、致心律失常性右室心肌病、肥厚型心肌病、心肌致密化不全、线粒体肌病等。

2. 继发性心肌损害 内分泌及代谢性疾病(如糖尿病、甲状腺功能亢进症、甲状腺功能减退症)、系统性浸润性疾病(如心肌淀粉样变性)、结缔组织病(如系统性红斑狼疮、系统性硬化症)、心脏毒性药物(如阿霉素、环磷酰胺)等并发的心肌损害。

（二）心脏负荷过重

1. 压力负荷（后负荷）过重　常见于高血压病、肺动脉高压、主动脉瓣狭窄、肺动脉瓣狭窄等引起心室收缩期射血阻力增加的疾病。心肌代偿性肥厚以克服增高的阻力，以保证射血量，逐渐引起心肌结构和功能发生改变，最终导致失代偿。

2. 容量负荷（前负荷）过重　常见于心脏瓣膜关闭不全、先天性心脏病，以及伴有循环血量增多的疾病（如贫血、甲状腺功能亢进、围生期心肌病、动静脉内瘘等）。在疾病的早期心腔代偿性扩大，心肌收缩功能尚可代偿，随着病情的进展，心脏结构和功能发生改变，超过一定限度终将导致失代偿。

（三）心室前负荷不足

常见于二尖瓣中重度狭窄、限制性心肌病、心脏压塞、缩窄性心包炎等，限制心室充盈，导致体循环及肺循环淤血。

三、心力衰竭的诱发因素

（一）感染

可直接损害心肌或间接影响心脏功能，呼吸道感染是最常见、最重要的诱因，主要是由于发热、心率增快等加重了心脏的负担，频繁咳嗽可引起暂时性肺动脉高压，加重右心室负荷。

（二）心律失常

常见的各种类型的快速型心律失常如心房颤动、阵发性室上性心动过速、室性心动过速，以及严重缓慢型心律失常如病态窦房结综合征、房室传导阻滞均可诱发心力衰竭。

（三）血容量增加

任何引起血容量增加的因素如钠盐摄入过多，静脉液体输注过多、过快等均会增加心脏的负担，引起心力衰竭。

（四）过度体力消耗或情绪激动

过度体力消耗会增加机体耗氧量，心脏耗氧量亦随之增加，高负荷运动及情绪激动使心率、血压及心输出量处在高运行状态，氧自由基增加引起心肌损伤，导致心力衰竭，如不恰当的体育锻炼、分娩过程、喜怒无常等。

（五）治疗不当

在心衰治疗的过程中，会使用诸如利尿剂、洋地黄类药物。在应用利尿剂的过程中，不恰当的停用利尿剂及过度利尿均是导致心力衰竭的诱因。洋地黄类药物使用不正确也可引起严重心律失常。

（六）原有心脏病变加重或并发其他疾病

如冠心病突发急性心肌梗死、风湿性心瓣膜病出现风湿活动，以及存在基础心脏病的情况下合并甲状腺功能亢进或贫血等。

（七）精神心理因素

精神过度紧张、情绪过于激动、过度焦虑等也是诱发心力衰竭的重要因素，会引起交感神经兴奋，进而心脏负荷增加、心率增快、心肌耗氧量增加。心脏病患者也应当节制性生活。

四、心力衰竭的病理生理机制

心力衰竭始于心肌损伤，导致病理性重塑，从而出现左心室扩大和（或）肥大。早期肾素血管紧张素醛固酮系统（renin-angiotensin-aldosteronesystem，RAAS）、抗利尿激素激活和交感神经兴奋，这一系列代偿机制通过水钠潴留、收缩外周血管及增强心肌收缩力等途径维持正常的心脏输出，但是这些机制最终会直接产生细胞毒性，引起心肌纤维化，导致心力衰竭。

（一）Frank-Starling 机制

当循环容量增加，静脉回心血量增多，心室的前负荷即舒张末期容积增加，心肌做功亦随之增加，提高心排出量，同时心室舒张末压力、心房压、静脉压升高，达到一定程度时，可出现体循环和（或）肺循环淤血。

（二）神经体液机制

当心脏排血量不足，心脏容量负荷增加，机体将启动一系列神经体液机制进行代偿，包括：

1. 交感神经兴奋性增强　交感神经兴奋时患者血中去甲肾上腺素（NE）水平较正常状态升高，NE 与心肌细胞 β 肾上腺素能受体结合，产生的效应是心肌收缩力增强，心排血量较前提高。但同时 NE 可引起心脏后负荷增加、周围血管收缩及心率加快，导致心肌氧耗增加。NE 还对心肌有细胞毒性作用，加快心肌细胞凋亡进程，在参与心室重塑过程中扮演重要的角色。另外，交感神经兴奋有诱发心律失常、激活 RASS 引起水钠潴留的作用。

2. RAAS 激活　RAAS 是一种在循环系统中发挥作用的神经内分泌系统，尤其在心力衰竭的病理生理过程中发挥重要作用，当心排血量降低导致重要脏器血流量减少，RAAS 激活，血管紧张素 II 及其下游的醛固酮异常增多，心肌收缩力增强，周围血管收缩维持血压，调节血液重新分配，保证心、脑、肾等重要脏器的血供，引起水钠潴留，体液量及心脏前后负荷增加，起到代偿作用。另外，醛固酮可减少一氧化氮的释放，引起血管内皮功能障碍，同时促进心肌和血管平滑肌重塑,导致心肌肥大、纤维化和坏死,损害心功能,最终导致心脏功能失代偿。

3. 其他体液因子的改变 心力衰竭时除了交感神经兴奋及 RASS 激活机制代偿之外,还有其他体液调节因子参与心血管系统调节,在心肌和血管重塑的病理过程中发挥重要的作用。

(1)精氨酸加压素(arginine vasopressin,AVP):又称抗利尿激素、血管加压素,由垂体释放,产生的生理效应是抗利尿及促周围血管收缩。心房牵张感受器调控其释放,心衰时心房牵张感受器敏感性下降,不能有效抑制 AVP 释放,血浆中 AVP 水平升高。AVP 与 V_1 受体结合引起全身血管收缩,与 V_2 受体结合引起游离水清除减少、水钠潴留增加,并使心脏前、后负荷增加。AVP 的效应在心衰早期有一定的代偿作用,但是长期的 AVP 增加将加剧心功能恶化。

(2)利钠肽类:人类有三种利钠肽类:心钠肽(atrial natriuretic peptide,ANP),脑钠肽(brain natriuretic peptide,BNP)和 C 型利钠肽(C-type natri-uretic peptide,CNP)。① ANP 主要由心房肌分泌,心室也有少量表达,心房压力增高时释放,其生理作用为降压、利尿、排钾,对抗 RASS 肾上腺素和 AVP 系统的水、钠效应。② BNP 起初在猪脑中发现,后发现心脏中较脑组织高 10 倍,又称为 B 型利钠肽,它主要由心室肌细胞受牵张直接合成并分泌,生理作用与 ANP 相似但较弱,BNP 水平随心室壁张力发生动态调节,并负反馈调节心室充盈压。心力衰竭时心室壁张力增加,心脏容量负荷或者压力负荷相应增加,BNP 分泌增加,其增高的程度与心衰的严重程度呈正相关,因此可作为评价心衰进程和判断病情预后的指标之一。但是导致 BNP 升高的原因和机制还包括心血管疾病如急性冠脉综合征、心律失常、先天性心脏病等;心脏炎症、浸润或传染病如心肌炎、心脏淀粉样变、川崎病等;高心输出状态及神经内分泌因子的刺激如甲状腺功能亢进症、败血症、休克、颅脑病变、肝硬化等;继发于肺部疾病的右心功能不全如慢性肺部疾病、肺动脉高压、肺栓塞等;清除功能下降如急慢性肾衰竭、高龄等。这些机制导致 BNP 升高需结合患者本身综合分析。另外,血管内皮素、一氧化氮、缓激肽及细胞因子、炎症介质等均参与心力衰竭的病理生理过程。氨基末端脑钠肽前体(NT-proB-NP)系 proBNP 裂解形成的含有 76 个氨基酸组成的无活性物质,半衰期较 BNP 长,NT-proBNP 在稳定性、抗干扰能力及早期轻度心力衰竭的诊断方面具有明显的检验价值。③ CNP 先在脑中发现,后发现主要位于血管系统内,包括心肌、冠状动脉及动静脉的内皮细胞,无利钠功能,可能参与或协同

RAAS 的调节作用。

（三）心室重塑

当心脏功能受损，出现心脏负荷增加，心肌细胞、胞外基质、胶原纤维网等均发生慢性代偿适应性变化，在此过程中出现心室扩大、心肌肥厚，即心室重塑。随着疾病的发展，心脏代偿能力不足、代偿机制限制、心肌氧供不足和能量利用障碍引起细胞坏死、纤维化。在此过程中心肌整体收缩力下降，心室顺应性减退，心肌收缩力不能够维持正常心输出量，久而久之形成恶性循环，最后导致不可逆转的终末期心衰。

（四）舒张功能不全的机制

舒张功能不全的机制可分为两类：一是能量及氧供应不足时，钙离子进入肌浆网及泵出细胞外的耗能过程受损，引起主动舒张功能障碍，比如冠状动脉粥样硬化性心脏病时心肌缺血明显，舒张功能障碍比收缩功能障碍出现得更早。二是心室肌顺应性减退及充盈功能障碍，如肥厚型心肌病、高血压病，心室充盈压明显增高，当左心室舒张末压超过正常上限时，即出现肺循环高压和肺淤血，称为舒张性心功能不全，但心肌收缩功能尚可维持正常的射血分数，故又称为射血分数保留性心衰（HFpEF）。但当心室扩大、容量负荷增加时，心室顺应性增加，即使存在心室肥厚也不会出现单纯的舒张性心功能不全。

五、心力衰竭的临床表现

（一）左心衰竭

主要表现为心排血量下降和肺循环淤血。

1. 症状

（1）不同程度的呼吸困难：① 劳力性呼吸困难：左心衰竭最早出现，运动时回心血量增加，左心房充盈压升高，促使肺淤血加重，随心衰程度加重，引起呼吸困难，运动耐量逐渐减退。② 端坐呼吸：当肺淤血超过一定限度时，患者平卧时呼吸困难更加明显，原因是平卧时回心血量增多且横膈上抬。高枕卧位、半卧位甚至端坐时可减轻。③ 夜间阵发性呼吸困难：患者入睡并无困难而在夜间熟睡后突然出现胸闷、气急，被迫取坐位，轻者多于端坐休息，数分钟至十几分钟后缓解。其发生的原因包括平卧时肺血量增加、夜间迷走神经张力增加、横膈抬高、气管收缩、肺活量减少等。④ 急性肺水肿：是心衰呼吸困难最严重的形式，主要见于急性左心衰竭，重者双肺闻及哮鸣音，称为"心源性哮喘"。

（2）咳嗽、咳痰、咯血：心力衰竭时肺泡和支气管黏膜淤血水肿，引起咳嗽、咳白色泡沫样痰，多见于夜间，坐位或立位时症状减轻，偶可见痰中带血，严重时咳粉红色泡沫样痰，为急性左心衰典型表现。长期慢性肺瘀血引起肺静脉压力升高，肺和支气管血管在支气管黏膜下形成侧支循环，一旦破裂可引起大咯血。

（3）器官、组织灌注不足及代偿性心率加快所致的症状：比如乏力、疲倦、运动耐量减少、头晕、心慌等。急性左心衰竭时器官、组织灌注不足更为明显，出现面色灰白、大汗、发绀、烦躁、意识障碍等表现，发病初始可出现一过性血压升高，如病情进一步进展，血压可持续下降甚至出现心源性休克。

心源性休克主要表现：① 血压低于 90 mmHg 持续 30 分钟以上，或原有高血压的患者收缩压降低≥60 mmHg。② 组织低灌注状态：皮肤湿冷、苍白和发绀伴紫色条纹；心动过速大于 110 次/分；尿量明显减少（<20 ml/h），甚至无尿；意识障碍，常有烦躁不安、激动焦虑、恐惧和濒死感，当收缩压低于70 mmHg，可出现意识模糊甚至昏迷。③ 血流动力学障碍肺动脉楔压（pulmonary capillary wedge pressure，PCWP）>18 mmHg，心指数（cardiac function index，CI）≤2.2 L/(min·m²)。④ 出现代谢性酸中毒和低氧血症。

（4）少尿及肾功能损害症状：严重的左心衰竭时，血液重新分配，肾血流量首先减少，肾灌注不足可出现少尿，甚至无尿。长期肾血流量减少可出现血尿素氮、肌酐升高。

2. 体征

（1）肺部湿性啰音：由于肺毛细血管压增高，液体渗出到肺泡表面出现湿性啰音。随着病情的加重，肺部湿性啰音可从局限于肺底部扩展至全肺，侧卧位时下垂的一侧湿性啰音较多。

（2）心脏体征：除基础心脏病的固有体征外，一般均有心脏扩大及相对性二尖瓣关闭不全的反流性杂音、肺动脉区第二心音亢进及舒张期奔马律。

（二）右心衰竭

以体循环淤血为主要表现。

1. 症状

（1）消化道症状：食欲缺乏、恶心、呕吐、腹胀、腹痛、便秘等是右心衰最常见的症状，由胃肠道及肝淤血引起。

（2）劳力性呼吸困难：在进行以往无感觉的活动后，出现气喘、呼吸困难等症状，休息后可缓解，是心衰早期的表现，常见于左心衰竭早期，右心衰呼吸困难往往继发于左心衰竭。肺部疾病或分流性先天性心脏病引起的单纯性右心衰竭,亦可致明显呼吸困难。

2. 体征

(1) 水肿:系体静脉压力增高所致,表现为身体低垂部位首先出现对称性凹陷性水肿。亦可出现胸腔积液,双侧多见并以右侧常见,原因是体、肺静脉压升高,胸膜毛细血管通透性增加。

(2) 颈静脉征:右心衰竭常见的颈静脉征包括颈静脉搏动增强、充盈、怒张,肝颈静脉反流征阳性更具特征性。

(3) 肝大:心衰时体循环淤血,肝淤血肿大并有压痛,慢性右心衰竭可引起心源性肝硬化。

(4) 心脏体征:除基础心脏病的相应体征外,可出现三尖瓣关闭不全的反流性杂音。

(三) 全心衰竭

系左心衰竭继发右心衰竭所致,右心衰竭时右心排血量减少,以往的左心衰竭引起的阵发性呼吸困难等肺淤血症状可减轻。同时存在左、右心室衰竭的患者,肺淤血症状往往不严重,症状和体征主要表现与左心衰竭心排血量减少有关(图 2-1)。

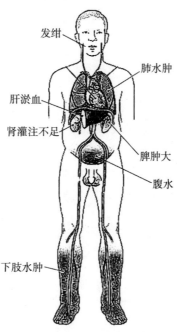

图 2-1　心力衰竭的表现和体征

六、心功能的评估

（一）心力衰竭分期

A 期：前心衰阶段，患者存在心衰高危因素，但目前尚无心脏结构或功能异常，也无心衰的症状和（或）体征。包括高血压、冠心病、糖尿病和肥胖、代谢综合征等最终可累及心脏的疾病，以及应用心脏毒性药物史、饮酒史、风湿热史或心肌病家族史等。

B 期：前临床心衰阶段，患者无心衰的症状和（或）体征，但已出现心脏结构改变，如心室肥厚、无症状瓣膜性心脏病、既往心肌梗死史等。

C 期：临床心衰阶段，患者已有心脏结构改变，既往或目前有心衰的症状和（或）体征。

D 期：难治性终末期心衰阶段，患者虽经严格优化内科治疗，但休息时仍有症状，常伴心源性恶病质，须反复长期住院。

心衰分期全面评价了病情进展阶段，提出对不同阶段进行相应的治疗，通过治疗只能缓解而不可能逆转病情进展。

（二）心力衰竭分级

1. 美国纽约心脏病学会（NewYork Heart Association，NYHA）分级　心力衰竭的严重程度通常采用 NYHA 功能分级方法。

Ⅰ级：心脏病患者日常活动量不受限制，一般活动不引起乏力、呼吸困难等心衰症状；

Ⅱ级：心脏病患者体力活动轻度受限，休息时无自觉症状，一般活动下可出现心衰症状；

Ⅲ级：心脏病患者体力活动明显受限，低于平时一般活动即引起心衰症状；

Ⅳ级：心脏病患者不能从事任何体力活动，体息状态下也存在心衰症状，活动后加重。

这种分级方案的优点是简便易行，但缺点是仅凭患者的主观感受和（或）医生的主观评价，短时间内变化的可能性较大，患者个体间的差异也较大。

2. Killip 分级　适用于评价急性心肌梗死的心力衰竭严重程度。

Ⅰ级：无心衰的症状和体征；

Ⅱ级：有心衰的症状和体征，肺野湿性啰音<50%，闻及第三心音奔马律；

Ⅲ级：严重的心衰症状和体征，严重肺水肿，肺野湿性啰音超过 50%；

Ⅳ级：心源性休克。

3. 6 分钟步行试验(6-Minute Walk Test,6MWT)

6 分钟步行试验主要应用于评价心力衰竭患者的活动能力以及评价肺功能。作为一种亚极量运动试验,6MWT 能较好地复制患者日常生理状态,反映患者生理状态下的心功能,是一种无创、简单、安全的临床实验。2001 年美国心脏病协会和欧洲心脏病协会把 6MWT 列入心力衰竭患者评价心功能和预测预后的一线诊断实验;2002 年美国胸科协会颁布 6MWT 指南早期作为评价肺功能的简便方法,现在已成为很多大型临床研究评价心肺功能的标准化方法。该评估方法简单易行、安全方便。通过评定慢性心衰患者的运动耐力评价心衰严重程度和疗效。具体要求是患者在平直走廊里尽可能快地行走,测定 6 分钟步行距离:<150 m 为重度心衰;150~450 m 为中度心衰;>450 m 为轻度心衰,同时注意监测受试者生命体征、呼吸费力情况,测试完毕嘱受试者休息至少 15 分钟(具体内容详见第六章第四节)。

第二节 心力衰竭的诊断方法

一、心力衰竭的常规检查

常规检查包括血常规、尿常规、肝肾功能、血糖、血脂、电解质等,对于高龄及长期服用利尿剂、洋地黄类、RAAS 抑制剂类药物的患者尤为重要,在接受药物治疗的心衰患者的随访中也需要适当监测。甲状腺功能检测不容忽视,因为无论甲状腺功能亢进或减退均可导致心力衰竭。

(一)利钠肽

利钠肽在心衰诊断、患者管理、临床事件风险评估发挥重要的作用,临床上常用 BNP(<50 岁,正常范围值<450 ng/L;50~75 岁,正常范围 450~900 ng/L;>75 岁,正常范围<1 800 ng/L,免疫荧光法)及 NT-proBNP(75 岁以下<125 pg/ml,75 岁以上<450 pg/ml,免疫荧光法),对于未经治疗者若利钠肽水平正常可基本排除心衰诊断,已接受治疗者利钠肽水平高则提示预后差,但心肌缺血、左心室肥厚、心动过速、肺动脉栓塞、慢性阻塞性肺疾病(chronic obstructive pulmonary disease, COPD)等缺氧状态、肾功能不全、肝硬化、感染、败血症、高龄等均可引起利钠肽升高,因此其特异性不高。

(二)肌钙蛋白

心肌细胞中特有的是肌钙蛋白 I(cardiac Troponin I, cTnI)和肌钙蛋白 T(cardiac Troponin T, cTnT),严重心衰或心衰失代偿期、败血症患者的肌钙蛋白可有轻微升高,但心衰患者检测肌钙蛋白更重要的目的是明确是否存在急性冠状动脉综合征,肌钙蛋白升高,特别是同时伴有利钠肽升高,也是心衰预后的强预测因子。

(三)心电图

心力衰竭并无特异性心电图表现,但能帮助判断心肌缺血、既往心肌梗死、传导阻滞及心律失常等。

二、心力衰竭的特殊检查

(一)影像学检查

1. 超声心动图　超声心动图能较准确地观察心腔大小、室壁运动及瓣膜结构功能变化情况,在评估心功能和判断病因方面具有方便快捷的特点。

(1)收缩功能:诊断心衰时常以收缩末及舒张末的容量差计算 LVEF,虽不够精确但方便实用。

(2)舒张功能:超声心动图是最实用的判断舒张功能的检查方法,以左心房肥大、左心室壁增厚为例。心动周期中舒张早期最大血流峰值 E,舒张晚期(心房收缩)血流最大峰值 A,正常人 E/A 比值>1,中青年更大。当舒张功能受损时,E 峰降低,A 峰增高,E/A 比值<1。心房颤动患者难以准确评价 A 峰时,一般评估二尖瓣环测得 E/E′比值,若 E/E′>15,提示存在舒张功能不全,但仍需结合患者综合评估是否存在舒张功能不全,不能仅仅依靠心脏彩超结果诊断。

2. X 线检查　X 线胸片可显示肺淤血。心衰早期肺静脉压增高,主要以肺门血管影增强、上肺血管影与下肺相仿甚至多于下肺为主要表现。右下肺动脉增宽系肺动脉压力增高所致,随着病情发展可出现间质性肺水肿,双肺模糊影增强,引起肺小叶间隔内积液,此时在肺野外侧可见清晰的水平线状影,称为 Kerley B 线,是慢性肺淤血的特征性表现。急性肺泡性肺水肿时肺门呈蝴蝶状,肺野阴影大片融合。另外左心衰竭时 X 线可见叶间胸膜增厚及胸腔积液。

X 线检查为左心衰竭肺水肿提供主要依据,有助于心衰与肺部疾病的鉴别。通过观察心影大小及形态,可以为心脏病的病因诊断提供参考,在记录心脏扩大动态变化和程度的过程中,对心脏的功能状态评估提供间接依据,但并不是所有心衰患者都有心影增大。

3. 心脏磁共振　心脏磁共振能精确的评价心室容积、心功能、节段性室壁运动、心肌厚度、心脏肿瘤、瓣膜、先天性畸形及心包疾病等。可重复检查,是评价心室容积、室壁运动的金标准。增强磁共振对心肌梗死、心肌炎、心包炎、心肌病、浸润性疾病有重要的参考价值。

4. 冠状动脉造影（coronary arteriography，CAG） 对于拟诊冠心病或有心肌缺血症状、心电图或负荷试验有心肌缺血表现者，可行冠状动脉造影明确病因诊断。临床上对于考虑冠心病导致心力衰竭的患者，冠状动脉造影明确病变血管情况，指导 PCI 或冠状动脉搭桥开通病变血管，对心衰诊治及预后具有积极意义。一例左前降支病变的冠心病患者 CAG 影像（见图 2-2）。

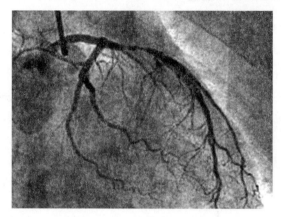

图 2-2　冠心病患者 CAG 影像

5. 放射性核素检查 放射性核素心血池显影的优点是能较准确地评价心脏大小和 LVEF，记录放射活性时间曲线反映心脏舒张功能，行心肌灌注显像评价存活及缺血心肌，但在测量心室容积或更精确的心功能指标方面价值有限。

（二）有创性血流动力学检查

存在严重体肺循环淤血、周围组织血液灌注不足的急性重症心衰患者，以及出现急性肺水肿、恶性心律失常，甚至心源性休克需进行血流动力学监测的患者，必要时采用床旁右心漂浮导管（Swan-Ganz 导管）检查。经静脉将漂浮导管插入肺小动脉，测定各部位的压力及血液含氧量，可以计算出心脏指数（cardiac function index，CI）及肺毛细血管楔压（pulmonary capillary wedge pressure，PCWP），正常情况 CI > 2.5L/(min·m²)，PCWP < 12mmHg。

危重心衰患者也可采用脉搏指示剂连续心排血量监测（pulse indicator continuous cardiac output，PiCCO）动态监测，经外周动、静脉置管，应用指示剂热稀释法估测血容量、外周血管阻力、全心排血量等指标更好地指导容量管理,通常仅适用于具备条件的 CCU、ICU 等病房。

（三）心-肺运动试验

仅适用于慢性稳定性心衰患者,即在慢性心衰积极治疗过程中,呼吸困难、乏力、水肿等症状恢复稳定,维持 1 个月以上者。对评估心功能、判断心脏移植可行性非常有效。当机体运动时,肌肉耗氧量增加,心排血量亦增多。正常人耗氧量每增加 $100\ ml/(min \cdot m^2)$,心排血量也相应增加 $600\ ml/(min \cdot m^2)$。在心排血量下降,不能满足运动需求时,肌肉组织单位容积血中氧更多地被肌细胞摄取,引起动静脉血氧差值增大,当血液中氧供应不足时,机体进行无氧代谢,血液乳酸浓度增加,呼气中 CO_2 含量增加。

最大耗氧量($VO_2 max$)即耗氧量不再随运动量增加而增加的峰值,此时心排血量亦不能按需要继续增加。此值大于 $20\ ml/(min \cdot kg)$ 为正常,$16\sim 20\ ml/(min \cdot kg)$ 为轻中度心功能受损,$10\sim 15\ ml/(min \cdot kg)$ 为中至重度受损,小于 $10\ ml/(min \cdot kg)$ 为极重度受损。

无氧阈值是无氧代谢出现的标志,表示呼气中 CO_2 超过了氧耗量的增长,代表值是以开始出现两者增加不成比例时的氧耗量,心功能差的患者此值较低。

（四）心肌活检

对各类心肌疾病的病因诊断具有意义,不推荐用于心衰患者的常规评价,仅适用于经规范治疗病情仍进展迅速,怀疑心衰系特殊病因所致,并且只能通过心肌活检明确诊断者。

（五）基因检测

由于部分心肌病患者与遗传有关,特别是肥厚型心肌病主要是遗传所致,扩张型心肌病也有 20%～35% 与遗传基因相关,因此进行基因检测为早期发现心肌病、评估猝死风险及尽早临床干预提供了保证。

第三章 心力衰竭患者的药物治疗管理

第一节 慢性心力衰竭患者的药物治疗

慢性心力衰竭根据左心室射血分数(LVEF),分为射血分数降低的心衰(HFrEF)、射血分数保留的心衰(HFpEF)和射血分数中间值的心衰(HFmrEF)。慢性 HFrEF 治疗目标是改善临床症状,提高生活质量,预防或逆转心脏重构,减少再住院率,降低死亡率。本节重点介绍慢性 HFrEF 的药物治疗。

一、利尿剂

利尿剂可消除水钠潴留,有效缓解心衰患者的呼吸困难和水肿,改善运动耐量。恰当使用利尿剂是治疗心衰取得成功的关键和基础。若利尿剂用量不足,会降低对 ACEI 类药物的反应,增加使用 β 受体阻滞剂的风险。另一方面,不恰当的大剂量使用利尿剂会导致血容量不足,增加发生低血压、肾功能恶化和电解质紊乱的风险。

【适应证】

1. 有液体潴留证据的心衰患者均应使用利尿剂。

2. 有明显液体潴留的患者,首选袢利尿剂,最常用且优先使用呋塞米,其剂量与效应呈线性关系。

3. 托拉塞米、布美他尼口服生物利用度更高。

4. 噻嗪类利尿剂仅适用于有轻度液体潴留、伴有高血压且肾功能正常的心衰患者。

5. 托伐普坦对顽固性水肿或低钠血症者疗效更显著,推荐用于常规利尿剂治疗效果不佳、有低钠血症或有肾功能损害倾向的患者。

【禁忌证】

1. 没有液体潴留的症状及体征。

2. 痛风患者禁忌使用噻嗪类利尿剂。

3. 已知对某种利尿剂过敏或者存在不良反应。

4. 托伐普坦禁忌证：① 低容量性低钠血症；② 对口渴不敏感或对口渴不能正常反应；③ 与细胞色素 P4503A4 强效抑制剂（依曲康唑、克拉霉素等）合用；④ 无尿。

【应用方法】

根据患者淤血症状和体征、血压及肾功能选择起始剂量，根据患者对利尿剂的反应调整剂量，体重每天减少 0.5～1.0 kg 为宜。一旦症状缓解、病情控制，即以最小有效剂量长期维持，并根据液体潴留情况随时调整。最可靠的监测指标是每天体重的变化。教会患者根据症状、水肿、体重等变化调整剂量。开始应用利尿剂或增加剂量 1～2 周后，复查血钾和肾功能。

1. 袢利尿剂

（1）呋塞米（速尿）：静脉注射：20～40 mg，2 min 内注射完，10 min 内起效；如用药 30 min 后症状未缓解，肺部啰音未减少，应加大利尿剂用量，静脉注射后以静脉滴注维持，呋塞米最大用量为 400 mg/d。口服：20～40 mg 起始，必要时 6～8 h 追加，一般控制在 100 mg/d 以内。

（2）布美他尼：静脉注射：0.5～1 mg/次，间隔 2～3 h，最大 10 mg/d。口服：0.5～2 mg/次，晨服，必要时 4～5 h 重复，可间隔给药。

（3）托拉塞米（泽通、特苏尼、益耐）静脉注射：10～20 mg，缓慢推注，最大用量为 200 mg/d，静脉注射疗程 1 周。口服：10～20 mg qd。

2. 噻嗪类利尿剂

（1）氢氯噻嗪（双克）：起始剂量 12.5～25 mg，1～2 次/日，每日最大剂量 100 mg。

（2）美托拉宗：起始剂量 2.5 mg qd，每日最大剂量 20 mg。

（3）吲达帕胺（寿比山）：2.5mg qd，每日最大剂量 5 mg。

3. 保钾利尿剂 分为与血管紧张素转换酶抑制剂（ACEI）或血管紧张素Ⅱ受体阻滞剂（ARB）合用时的剂量，不与 ACEI 或 ARB 合用时的剂量。

（1）阿米洛利：起始剂量 2.5 mg/5 mg qd，每日最大剂量 20 mg。

（2）氨苯蝶啶：起始剂量 25 mg/50 mg qd，每日最大剂量 200 mg。

4. 血管加压素 V_2 受体拮抗剂托伐普坦（苏麦卡）起始剂量 7.5～15 mg qd，服药至少 24 h 后可将服药剂量增加，根据血钠浓度最大剂量 30 mg qd。

【用药须知】

1. 呋塞米和布美他尼 不良反应有水及电解质紊乱、过敏反应，耳鸣、听力障碍,多见于大剂量快速静脉注射,与磺胺或噻嗪类存在交叉过敏,用药期间要监测血压、血生化、酸碱平衡和听力等。

2. 托拉塞米(泽通、特苏尼、益耐) 无尿、肝性脑病、低血容量、低钾低钠者、严重排尿困难者禁用;不良反应见头痛、眩晕、疲乏、食欲减退、高血糖、高尿酸血症、便秘,长期使用可致水及电解质紊乱,长期用药需监测电解质、尿酸、肌酐、血糖、血脂。

3. 氢氯噻嗪(双克) 合并水电解质紊乱、高尿酸血症、高血糖症者慎用;无尿或肾功能严重减退者效果差;用药期间需监测血生化。

4. 美托拉宗 肝性脑病及前期患者禁用,不良反应与噻嗪类类似,不会使肾血流量和肾小球滤过率降低,肾功能损害者仍可使用。

5. 吲达帕胺(寿比山) 对磺胺过敏、严重肾功能不全、肝性脑病或严重肝功能不全、低钾血症者禁用,不良反应见低钾血症、血尿酸血糖增加、直立性低血压、再生障碍性贫血、粒细胞缺乏,服药期间避免饮酒,不宜突然停药。

6. 阿米洛利和氨苯蝶啶 与食物同服可减少胃肠道反应,其他不良反应见电解质紊乱、过敏等,严重肾功能减退或高钾血症者禁用。

7. 托伐普坦(苏麦卡) 过快纠正低钠血症可引起渗透性脱髓鞘作用导致严重不良后果,在住院情况下进行初次服药和再次服药,在治疗最初 24 h 内避免限制液体摄入,指导患者口渴时适时饮水;无须根据心功能情况、年龄、肝功能调整剂量,轻至重度肾功能低下不需要调整剂量,肌酐清除率 <10 ml/min 和透析患者未评估;主要不良反应是口渴和高钠血症;偶有肝损伤,应监测肝功能。

二、肾素-血管紧张素系统抑制剂

在 HFrEF 患者中应用 ACEI 或 ARB 或血管紧张素受体脑啡肽酶抑制剂(angiotensin receptor neprilysin inhibitor,ARNI)抑制肾素-血管紧张素系统、联合使用 β 受体阻滞剂及在特定患者中应用醛固酮受体拮抗剂的治疗策略,以降低心衰发病率和死亡率。

(一)肾素-血管紧张素转换酶抑制剂(ACEI)

ACEI 能降低 HFrEF 患者的住院风险和死亡率,改善症状和运动能力。随机对照试验证实在 HFrEF 患者中,无论轻、中、重度心衰,无论有无冠心病,都能获益。

【适应证】

所有 HFrEF 患者均应使用 ACEI,除非有禁忌证或不能耐受。

【禁忌证】

（1）使用 ACEI 曾发生血管神经性水肿（如导致喉头水肿）。

（2）妊娠妇女。

（3）双侧肾动脉狭窄者。

（4）以下情况须慎用① 血肌酐＞221 μmol/L（2.5 mg/dl）或 eGFR＜30 ml/(min · 1.73 m^2)；② 血钾＞5.0mmol/L；③ 症状性低血压（收缩压＜90 mmHg）；④ 左心室流出道梗阻（如主动脉瓣狭窄、梗阻性肥厚型心肌病）。

【应用方法】

尽早使用,从小剂量开始,逐渐递增,每隔 2 周剂量倍增 1 次,直至达到最大耐受剂量或目标剂量。滴定剂量及过程需个体化,开始服药和调整剂量后应监测血压、血钾及肾功能。调整到最佳剂量后长期维持,避免突然停药。

（1）卡托普利（开博通）：6.25 mg tid 起始,目标剂量 50 mg tid。

（2）依那普利（依苏）：2.5 mg bid 起始,目标剂量 10 mg bid。

（3）福辛普利（蒙诺）：5 mg qd 起始,目标剂量 20～30 mg qd。

（4）赖诺普利（捷赏瑞）：5 mg qd 起始,目标剂量 20～30 mg qd。

（5）培哚普利（雅施达）：2 mg qd 起始,目标剂量 4～8 mg qd。

（6）雷米普利（瑞素坦、瑞泰）：1.25 mg qd 起始,目标剂量 10 mg qd。

（7）贝那普利（洛汀新）：2.5 mg qd 起始,目标剂量 10～20 mg qd。

【用药须知】

（1）不良反应：① 肾功能恶化:如果肌酐升高＞30%,应减量;若升高＞50%,应停用。② 高钾血症:血钾＞5.5 mmol/L,应停用 ACEI;血钾＞6.0 mmol/L 时,应采取措施降低血钾,如口服钾结合剂。③ 低血压:无症状性低血压通常不需要改变治疗。症状性低血压,可调整或停用其他有降压作用的药物;若无液体潴留,利尿剂可减量;必要时暂时减少 ACEI 剂量;若血钠＜130 mmol/L,可增加食盐摄入。④ 刺激性干咳。⑤ 血管神经性水肿:发生血管神经性水肿患者终生禁用 ACEI。⑥ 头痛、皮疹等。

（2）使用前、使用期间应评估肾功能。

（3）注意监测血电解质情况。

（二）血管紧张素Ⅱ受体阻滞剂（ARB）

ARB 耐受性好,长期使用可改善血流动力学,降低因心衰导致的死亡及再住院,尤其是对不能耐受 ACEI 的患者。

【适应证】

用于不能耐受 ACEI 的 HFrEF 患者;对因其他适应证已服用 ARB 的患者,如随后发生 HFrEF,可继续服用 ARB。

【禁忌证】

除血管神经性水肿外,其余同 ACEI。

【应用方法】

(1) 从小剂量开始,逐渐增加至推荐的目标剂量或可耐受的最大剂量。

(2) 坎地沙坦酯(必洛斯、奥必欣)4 mg qd 起始,目标剂量 32 mg qd。

(3) 缬沙坦(代文、穗悦、维尔坦)40 mg bid 起始,目标剂量 160 mg bid。

(4) 氯沙坦钾(科素亚、缓宁)25~50 mg qd 起始,目标剂量 150 mg qd。

【用药须知】

(1) 不良反应:可见低血压、肾功能恶化、高钾血症等,极少数患者会发生血管神经性水肿。

(2) 开始应用及剂量调整后 1~2 周内,监测血压、肾功能和血钾。

(3) 用药时间:① 缬沙坦,进餐或空腹服用;② 氯沙坦钾,服药不受进食影响。

(三) 血管紧张素受体脑啡肽酶抑制剂(ARNI)

ARNI 有 ARB 和脑啡肽酶抑制剂的作用,后者可升高利钠肽、缓激肽和肾上腺髓质素及其他内源性血管活性肽的水平。ARNI 代表药物是沙库巴曲缬沙坦钠(诺欣妥)。研究证实与依那普利相比,沙库巴曲缬沙坦钠使主要复合终点(心血管死亡和心衰住院)风险降低 20%,包括心脏性猝死减少 20%。

【适应证】

对于 NYHA 心功能 Ⅱ～Ⅲ 级、有症状的 HFrEF 患者,若能够耐受 ACEI/ARB,推荐以 ARNI 替代 ACEI/ARB,以减少心衰的发病率和死亡率。

【禁忌证】

(1) 有血管神经性水肿病史。

(2) 双侧肾动脉严重狭窄者。

(3) 妊娠妇女、哺乳期妇女。

(4) 重度肝损害(Child-Pugh 分级 C 级)、胆汁性肝硬化和胆汁淤积者。

(5) 已知对 ARB 或 ARNI 过敏者。

(6) 以下情况者须慎用:① 血肌酐$>221\mu$mol/L(2.5 mg/dl)或 eGFR <30ml/(min·1.73m^2);② 血钾>5.4mmol/L;③ 症状性低血压(收缩压<95mmHg)。

【应用方法】

（1）小剂量开始，每 2～4 周剂量加倍，逐渐增加至目标剂量。

（2）中度肝损伤（Child-Pugh 分级 B 级）、≥75 岁患者起始剂量要小。

（3）在未使用 ACEI 或 ARB 的有症状 HFrEF 患者中，如血压能耐受，虽然首选 ARNI 也有效，但缺乏循证医学证据支持，因此从药物安全性考虑，临床应用需谨慎。

【用药须知】

（1）不良反应主要是低血压、肾功能恶化、高钾血症和血管神经性水肿。

（2）禁止与 ACEI 合用，患者由服用 ACEI/ARB 转为 ARNI 前血压需稳定，并停用 ACEI 类药物 36 h，因为 ARNI 和 ACEI 联合应用会增加血管神经性水肿的风险。

（3）起始治疗和调整剂量后应监测血压、肾功能和血钾。

（4）2 型糖尿病患者，禁止沙库巴曲缬沙坦钠与阿利吉仑联合使用。

三、β 受体阻滞剂

HFrEF 患者长期应用 β 受体阻滞剂（美托洛尔、比索洛尔及卡维地洛），能改善症状、提高生活质量，降低住院、猝死及死亡风险。

【适应证】

病情相对稳定的 HFrEF 患者均应使用 β 受体阻滞剂，除非有禁忌证或不能耐受者。

【禁忌证】

1. 心源性休克。

2. 病态窦房结综合征。

3. 二度及以上房室传导阻滞（无心脏起搏器）。

4. 心率＜50 次/分。

5. 低血压（收缩压＜90 mmHg）。

6. 支气管哮喘急性发作期。

7. 伴有坏疽风险的严重外周血管疾病。

【应用方法】

尽早使用，NYHA 心功能Ⅳ级患者应在血流动力学稳定后使用。因 β 受体阻滞剂的负性肌力作用可能诱发和加重心衰，治疗心衰的生物学效应需持续用药 2～3 个月才逐渐产生，因此起始剂量要小，每隔 2～4 周可剂量加倍，逐渐达到指南推荐的目标剂量或最大可耐受剂量，并长期使用。β 受体阻滞剂应用的目标剂量或最大耐受剂量是静息心率降至 60 次/分左右。

1. 琥珀酸美托洛尔缓释片(倍他乐克缓释片) 11.875～23.75 mg qd 起始,目标剂量 190 mg qd。

2. 酒石酸美托洛尔(倍他乐克) 6.25 mg bid/tid 起始,目标剂量 50 mg bid/tid。

3. 富马酸比索洛尔(康欣、苏莱乐、博苏) 1.25 mg qd 起始,目标剂量 10 mg qd。

4. 卡维地洛(金络、达利全) 3.125 mg bid 起始,目标剂量 25 mg bid。

【用药须知】

1. 不良反应

(1) 心衰恶化,如液体潴留加重。

(2) 心动过缓,如心率<50 次/分。

(3) 出现二度及以上房室传导阻滞。

(4) 低血压一般出现于首剂或加量的 24～48 h 内。

2. 滴定剂量及过程需个体化,要密切观察患者心率、血压、体重、呼吸困难、淤血的症状及体征。

3. 有液体潴留或最近曾有液体潴留的患者,须同时使用利尿剂。

4. 慢性心衰急性失代偿期患者,可继续维持使用。

5. 心动过缓(50～60 次/分)和血压偏低(收缩压 85～90 mmHg)患者可减少剂量。

6. 严重心动过缓(<50 次/分)、严重低血压(收缩压<85 mmHg)和休克患者应停用,但在出院前应再次启动 β 受体阻滞剂治疗。

7. 突然停药会导致病情恶化,应避免突然撤药。

8. 琥珀酸美托洛尔缓释片不可以咀嚼或压碎服用,可掰开服用,摄食不影响。

9. 肾功能损害不需要调整剂量。

10. 卡维地洛主要在肝脏代谢,需监测肝功能。

四、醛固酮受体拮抗剂

在使用 ACEI/ARB、β 受体阻滞剂的基础上加用醛固酮受体拮抗剂,可使 NYHA 心功能Ⅱ～Ⅳ级的 HFrEF 患者获益,降低全因死亡、心血管死亡、猝死和心衰住院风险。

【适应证】

1. LVEF≤35%、使用 ACEI/ARB/ARNI 和 β 受体阻滞剂治疗后仍有症状的 HFrEF 患者。

2. 急性心肌梗死后且 LVEF<40%,有心衰症状或合并糖尿病者。

【禁忌证】

1. 肌酐>221μmoL/L(2.5 mg/d1)或 eGFR<30 ml/(min·1.73 m²)。

2. 血钾>5.0 mmol/L。

3. 妊娠妇女。

【应用方法】

1. 螺内酯(安体舒通) 10~20 mg qd 起始,至少观察 2 周后再增加剂量,最大剂量 20~40 mg qd,常用剂量 20 mg qd。

2. 依普利酮 25 mg qd 起始,目标剂量 50 mg qd。

【用药须知】

1. 不良反应 长期服用螺内酯,男性可导致乳腺发育;但长期服用依普利酮,则无此不良反应。

2. 醛固酮受体拮抗剂应与祥利尿剂合用,避免同时补钾及食用含钾丰富食物,除非有低钾血症。

3. 使用醛固酮受体拮抗剂治疗后 3 天和 1 周,应监测血钾和肾功能,前 3 个月每月监测 1 次,以后每 3 个月 1 次。

4. 为减少胃肠道反应,可在进食时或者进食后服用。

五、特异性心脏窦房结起搏电流(If)抑制剂

伊伐布雷定通过特异性抑制心脏窦房结起搏电流(If),减慢心率。SHIFT 研究显示伊伐布雷定使心血管死亡和心衰恶化住院的相对风险降低 18%,患者左心室功能和生活质量均显著改善。SHIFT 中国亚组分析显示联合伊伐布雷定平均治疗 15 个月,心血管死亡或心衰住院复合终点的风险降低 44%。

【适应证】

NYHA 心功能Ⅱ~Ⅳ级、LVEF≤35%的窦性心律患者,合并以下情况之一可加用伊伐布雷定。

1. 已使用 ACEl/ARB/ARNI、β 受体阻滞剂、醛固酮受体拮抗剂,β 受体阻滞剂已达到目标剂量或最大耐受剂量,心率仍≥70 次/分。

2. 心率≥70 次/分,对 β 受体阻滞剂禁忌或不能耐受者。

【禁忌证】

1. 病态窦房结综合征、窦房传导阻滞、二度及以上房室传导阻滞、治疗前静息心率<60 次/分。

2. 血压<90/50 mmHg。

3. 急性失代偿性心衰。

4. 重度肝功能不全。

5. 房颤/心房扑动。

6. 依赖心房起搏。

【应用方法】

伊伐布雷定(可兰特)2.5 mg bid 起始,治疗 2 周后,根据静息心率调整剂量,每次剂量增加 2.5 mg,使患者的静息心率控制在 60 次/分左右,不宜低于 55 次/分,最大剂量 7.5 mg bid。

【用药须知】

1. 不良反应　最常见为光幻症和心动过缓。

2. 如发生视觉功能恶化,应考虑停药。

3. 心率<50 次/分或出现相关症状时应减量或停用。

4. 老年、伴有室内传导障碍的患者起始剂量要小。

5. 对合用 β 受体阻滞剂、地高辛、胺碘酮的患者应监测心率和 QT 间期,因低钾血症和心动过缓合并存在是发生严重心律失常的易感因素,特别是长 QT 综合征患者。

6. 避免与强效细胞色素 $P_{450}3A4$ 抑制剂(如大环内酯类抗生素、唑类抗真菌药)合用。

六、洋地黄类药物

洋地黄类药物通过抑制 Na^+/K^+-ATP 酶,产生正性肌力作用,增强副交感神经活性,减慢房室传导。使用地高辛可改善心衰患者的症状和运动耐量。心衰患者长期使用地高辛对死亡率的影响是中性的,但降低住院风险。房颤患者服用地高辛后,死亡风险与血清地高辛浓度独立相关,浓度≥1.2 μg/L 患者的死亡风险最高,无论是否伴心衰,启动地高辛治疗与房颤患者的死亡率独立相关。

【适应证】

应用利尿剂、ACEI/ARB/ARNI、β 受体阻滞剂和醛固酮受体拮抗剂,仍持续有症状的 HFrEF 患者。

【禁忌证】

1. 病态窦房结综合征。

2. 二度及以上房室传导阻滞患者。

3. 心肌梗死急性期(<24 h),尤其是有进行性心肌缺血者。

4. 预激综合征伴房颤或心房扑动。

5. 梗阻性肥厚型心肌病。

【应用方法】

地高辛(可力)维持剂量 0.125～0.25 mg qd,老年、肾功能受损者、低体重者可 0.125 mg qd 或 qod。

【用药须知】

1. 不良反应　常出现于地高辛血药浓度>2.0 μg/L 时,也可见于地高辛血药浓度较低时,如合并低血钾、低血镁、心肌缺血及甲状腺功能减退。

2. 心律失常　最常见为室性早搏,洋地黄中毒的特征性表现是快速性房性心律失常伴有传导阻滞。

3. 胃肠道症状　如恶心呕吐、腹痛腹泻等。

4. 神经精神症状　如视觉异常、定向力障碍。

5. 监测地高辛血药浓度　建议维持在 0.5～0.9 μg/L。

七、改善能量代谢药物

心肌细胞能量代谢障碍在心衰的发生和发展中发挥一定作用,能量代谢治疗是药物在不改变心率、血压和冠脉血流的前提下,通过改善心肌细胞能量代谢过程,使心肌细胞获得更多能量物质,满足保存细胞完整性,实现其生理功能需要的一种治疗方法,与传统治疗方法不同,能量代谢治疗是促进人体自身产生更多的能源,同时消除代谢产物的不良影响。有研究显示使用改善心肌能量代谢的药物,如曲美他嗪、辅酶 Q_{10}、辅酶 I、左卡尼汀、磷酸肌酸等可以改善患者症状和心脏功能,提高生活质量,但对远期预后的影响尚需进一步研究。

【适应证】

1. 曲美他嗪用于合并冠心病心衰患者。

2. 辅酶 Q_{10} 和辅酶 I 用于治疗冠心病、心肌炎。

3. 左卡尼汀改善合并严重心脏病的血液透析患者心衰、心律失常、缺血的症状及心功能,帮助患者更好地耐受血液透析治疗。

4. 磷酸肌酸钠用于心肌损伤的治疗。

5. 雷诺嗪改善心功能,用于冠心病心绞痛及心律失常的治疗。

【禁忌证】

1. 对于帕金森病、帕金森综合征、震颤以及其他相关的运动障碍和严重肾功能损害者,禁忌使用曲美他嗪。

2. 对左卡尼汀过敏者禁用。

3. 慢性肾功能不全患者禁止大剂量(5～10 g/d)使用磷酸肌酸钠。

【应用方法】

1. 曲美他嗪(万爽力) 20 mg tid。

2. 辅酶 Q_{10}(能气朗) 1 片 tid。

3. 左卡尼汀 每次血透后推荐起始剂量是 10～20 mg/kg,溶于 5～10 ml 注射用水中,2～3 min 1 次静脉推注,血浆左卡尼汀波谷浓度低于正常(40～50 μmol/L)立即开始治疗,在治疗第 3 或第 4 周时调整剂量(如在血透时剂量 5 mg/kg)。

4. 磷酸肌酸钠 每次 1 g(1 瓶),溶媒为 0.9% 氯化钠注射液或者 5% 葡萄糖注射液,在 30～45 min 内静脉滴注,每日 1～2 次。

5. 雷诺嗪 500 mg/次 bid 起始,目标剂量 1 000 mg bid。

【用药须知】

1. 左卡尼汀主要不良反应为一过性恶心、呕吐,身体出现特殊气味。

2. 快速静脉注射磷酸肌酸钠 1 g 以上时可能会引起血压降低。大剂量(5～10 g/d)给药影响钙代谢和调节稳态的激素的分泌,影响肾功能和嘌呤代谢。

3. 雷诺嗪不良反应是头痛、眩晕、疲乏。

八、中药

药物是慢性心力衰竭治疗的基础,慢性心衰亦为中药治疗的优势病种之一。在西药常规治疗的基础上,合理加用中药治疗不仅有助于改善慢性心衰患者的临床症状,增强活动耐量,提高生活质量,甚至可改善部分患者的长期预后,为慢性心衰患者的治疗提供新的途径与选择。常见药物用法及使用须知如下:

1. 芪参益气滴丸 口服 0.5 mg/次 tid,一个疗程 4 周或遵医嘱。

2. 麝香保心丸 口服 1～2 丸 tid,或症状发作时使用或遵医嘱。

3. 芪苈强心胶囊 口服 4 粒/次 tid,一个疗程 4 周或遵医嘱。

4. 心脉隆注射液

（1）静脉滴注：每次 5 mg/kg，加 5%葡萄糖注射液或生理盐水 200 ml，滴速 20～40 滴/分（为 1～2 ml/min）。

（2）若静脉泵入时，5%葡萄糖注射液或生理盐水稀释至 50 ml，泵入速度 15～30 ml bid。2 次间隔 6 h 以上，一个疗程 5 日，根据病情可以应用 1～3 个疗程。

（3）使用前需皮试，连续使用 2 个疗程后是否继续使用应做详细的临床评估。

九、其他类药物

硝酸酯类药物通常被用以缓解心绞痛或呼吸困难的症状，治疗慢性心衰尚缺乏证据。对于有症状但无法使用 ACEI、ARB 或 ARNI 的 HFrEF 患者，也可考虑合用硝酸酯与肼屈嗪治疗。慢性心衰患者的血栓栓塞事件发生率较低，每年 1%～3%，一般无须常规抗血栓治疗。如心衰患者伴发房颤、冠心病等基础疾病或有血栓栓塞高危因素时，根据具体情况应用抗血栓药物。

第二节 急性心力衰竭患者的药物治疗

急性心衰是由多种病因引起的急性临床综合征，心衰症状和体征迅速发生或急性加重，伴有血浆利钠肽水平升高，常危及生命，需立即进行医疗干预，通常需要紧急入院。急性心衰是年龄超过 65 岁患者住院的主要原因，其中 15%～20%为新发心衰，大部分则是原有慢性心衰的急性加重，即急性失代偿性心衰。急性心衰预后很差，住院病死率约 3%，6 个月的再住院率约 50%，5 年病死率高达 60%。急性心衰分为急性左心衰竭和急性右心衰竭，前者最为常见。

根据是否存在淤血（分为"湿"和"干"）和外周组织低灌注情况（分为"暖"和"冷"）的临床表现，将急性心衰患者分为 4 型，即"干暖""干冷""湿暖"和"湿冷"，其中以"湿暖"型最常见。大多数急性心衰患者表现为收缩压正常或升高（>140 mmHg，高血压性急性心衰），只有少数（5%～8%）表现为收缩压低（<90 mmHg，低血压性急性心衰）。低血压性急性心衰患者预后差，尤其是患者同时存在低灌注时。急性心肌梗死患者并发急性心衰时推荐应用 Killip 分级，因其与患者的近期病死率相关。

急性心衰治疗目标主要是稳定血流动力学状态，纠正低氧，维护脏器灌注和功能;纠正急性心衰的病因和诱因,预防血栓栓塞;改善急性心衰症状;避免急性心衰复发;提高生活质量,改善远期预后。治疗原则是减轻心脏前后负荷,改善心脏收缩和舒张功能,积极治疗诱因和病因。

本章节重点介绍急性左心衰竭的药物治疗。

一、利尿剂

有液体潴留的急性心衰患者均应及早使用利尿剂。首选静脉袢利尿剂,如呋塞米、托拉塞米、布美他尼。既往未接受过利尿剂治疗的患者,宜先静脉注射呋塞米 20～40 mg(或等剂量其他袢利尿剂)。如果平时使用袢利尿剂治疗,最初静脉剂量应等于或超过长期每日所用剂量。需要监测患者症状、尿量、肾功能及电解质。可选择静脉推注或持续静脉输注的方式,根据患者症状和临床状态调整剂量和疗程。有低灌注表现者应在纠正后再使用利尿剂。

利尿剂反应不佳或抵抗的处理:① 增加袢利尿剂剂量;② 静脉推注联合持续静脉滴注:静脉持续和多次应用可避免因为袢利尿剂浓度下降引起的钠水重吸收;③ 2 种及以上利尿剂联合使用,如在袢利尿剂基础上加噻嗪类利尿剂,也可加用血管加压素 V_2 受体拮抗剂(详见慢性 HFrEF 的药物治疗中的利尿剂部分);④ 应用增加肾血流的药物,如小剂量多巴胺或重组人利钠肽,改善利尿效果和肾功能,提高肾灌注;⑤ 纠正低血压、低氧血症、代谢性酸中毒、低钠血症、低蛋白血症、感染等,尤其注意纠正低血容量;⑥ 超滤治疗。

二、血管扩张药

血管扩张药通过扩张外周血管使静脉回心血量减少,降低心脏的前负荷;通过扩张小动脉,降低外周阻力,减轻心脏后负荷,消除心力衰竭的临床症状,改善患者生活质量。收缩压是评估患者能否应用此类药物的重要指标。当收缩压>90 mmHg 时患者可使用,尤其适用于伴有高血压的急性心衰患者;收缩压<90 mmHg 或症状性低血压者,则禁忌使用。有明显二尖瓣或主动脉瓣狭窄者应慎用。HFpEF 患者因对容量更加敏感,使用血管扩张药需谨慎。应用过程中需密切监测血压,根据血压情况调整合适的维持剂量。

(一)硝酸酯类药物

硝酸酯类及亚硝酸酯类药物通过直接松弛血管平滑肌而发挥作用。

【适应证】 急性心衰合并高血压、冠心病心肌缺血、二尖瓣反流的患者。紧急时可选择舌下含服硝酸甘油。

【禁忌证】 禁用于对其他硝酸酯类过敏、青光眼、严重低血压、梗阻性心肌病。慎用于脑出血或头颅外伤、严重贫血、心肌梗死病人有低血压及心动过速时、严重肝或肾功能损害。

【应用方法】

（1）硝酸甘油：初始剂量 5～10 μg/min，最大剂量 200 μg/min；每 5～10 min 增加 5～10 μg/min。

（2）硝酸异山梨酯：初始剂量 1 mg/h，最大剂量 5～10 mg/h，逐渐增加剂量。

【用药须知】

（1）观察用药后不良反应：如常见头痛、头晕，面颊和颈部皮肤潮红；少见视物模糊、口干；偶见皮疹甚至剥脱性皮炎。

（2）用药期间避免从卧位或坐位突然站立，防止发生体位性低血压。尤其老年患者须谨慎。

（3）长期应用可引起耐药性，需加大用量，通过减量或延长间歇时间可避免产生耐药性。长期应用者不可突然停药，骤然停药可发生撤药反应，需逐渐停药。

（二）硝普钠

【适应证】 严重心衰、后负荷增加以及伴肺淤血或肺水肿的患者，特别是高血压危象、急性主动脉瓣反流、急性二尖瓣反流和急性室间隔穿孔合并急性心衰等需快速减轻后负荷的疾病。

【禁忌证】 代偿性高血压、动脉分流或主动脉缩窄者。

【应用方法】 初始剂量 0.2～0.3 μg/(kg·min)，最大剂量 5 μg/(kg·min)；每 5～10 min 增加 5 μg/min，疗程≤72 h。

【用药须知】

（1）观察用药后的不良反应，本品毒性反应来自其代谢产物氰化物和硫氰酸盐。硫氰酸盐中毒或过量时，可出现运动失调、视物模糊、谵妄、眩晕、头痛、意识丧失、恶心、呕吐、气短等；氰化物中毒或超极量可出现皮肤粉红色、呼吸浅快、昏迷等。

（2）该药见光分解，现配现用，用避光注射器和避光泵管。

（3）配制溶媒 5% 葡萄糖液，溶液内不加入其他药物。

（4）溶液的保存与应用不超过 24 h。

（5）本品对组织细胞有刺激性，确定针头在血管内方可给药，推荐中心静脉滴注。

（6）使用时间不应超过 72 h，监测血压、心率。

(7) 停药应逐渐减量,并加用口服血管扩张药,以避免反跳现象。

(三) 重组人脑利钠肽

通过扩张静脉和动脉(包括冠状动脉),降低前、后负荷;同时具有一定的促进钠排泄、利尿及抑制肾素-血管紧张素-醛固酮系统和交感神经系统的作用。

【适应证】 有休息或轻微活动时呼吸困难的急性失代偿心力衰竭。

【禁忌证】

(1) 对重组人脑利钠肽中的任何一种成分过敏的患者;

(2) 有心源性休克或收缩压<90 mmHg的患者。

【应用方法】 负荷量 1.5～2 $\mu g/kg$ 缓慢静脉推注或不用负荷量,继 0.0075～0.015 $\mu g/(kg \cdot min)$ 维持,根据血压调整剂量。

【用药须知】

(1) 不良反应 有低血压的发生。当出现低血压时,重组人脑利钠肽治疗组症状性低血压的持续时间(平均 2.2 h)比硝酸甘油治疗组更长(平均 0.7 h)。

(2) 在采用重组人脑利钠肽治疗时,应该密切监测血压。当低血压发生时,应该降低给药剂量或停止给药。

(四) 乌拉地尔

α受体阻滞剂,可有效降低血管阻力,增加心输出量。

【适应证】 高血压合并急性心衰、主动脉夹层合并急性心衰的患者。

【禁忌证】 主动脉峡部狭窄或动静脉分流患者、对乌拉地尔过敏者、孕妇以及哺乳期妇女。

【应用方法】 静脉给药,100～400 $\mu g/min$,严重高血压者可缓慢静脉注射 12.5～25 mg,根据血压调整剂量。

【用药须知】

(1) 不良反应有头晕、直立性综合征、虚脱。

(2) 乌拉地尔注射剂不能与碱性液体混合。

(3) 乌拉地尔缓释片不宜咀嚼或咬碎后服用。

(4) 如果乌拉地尔不是最先使用的降压药,则在使用乌拉地尔之前应间隔相应的时间,使前者显示效应,必要时调整乌拉地尔的剂量。血压骤然下降可能引起心动过缓,甚至心脏停搏。

三、正性肌力药物

静脉应用正性肌力药物可增加心输出量,升高血压,缓解组织低灌注,维持重要脏器的功能。多巴酚丁胺和多巴胺通过兴奋心脏 β_1 受体产生正性肌力作用。磷酸二酯酶抑制剂(如米力农)通过抑制环磷酸腺苷(cyclic adenosine monophosphate,cAMP)降解,升高细胞内 cAMP 浓度,增强心肌收缩力,同时有直接扩张血管的作用。左西孟旦是钙增敏剂,与心肌肌钙蛋白 C 结合产生正性肌力作用,不影响心室舒张,还具有扩张血管的作用。

【适应证】

用于低血压(收缩压<90 mmHg)和(或)组织器官低灌注的患者。

【禁忌证】

正在应用 β 受体阻滞剂的患者不推荐应用多巴酚丁胺和多巴胺。

【应用方法】

(1) 多巴胺:① <3 μg/(kg·min):激动多巴胺受体,扩张肾动脉;② 3~5 μg/(kg·min):激动心脏 β_1 受体,正性肌力作用;③ >5 μg/(kg·min):激动心脏 β_1 受体、外周血管 α 受体。小剂量起始,根据病情逐渐调节,最大剂量为 20 μg/(kg·min);>10 μg/(kg·min)外周血管收缩明显,增加脏器缺血风险。

(2) 多巴酚丁胺:2.5~10 μg/(kg·min)维持,一般持续用药时间不超过 3~7 d。

(3) 米力农:负荷量 25~75 μg/kg 静脉注射(>10 min),后以 0.375~0.75 μg/(kg·min)静脉点滴维持。

(4) 左西孟旦:负荷量 6~12 μg/kg 静推,推注时间 10 min 后以 0.05~0.2 μg/(kg·min)静脉注射维持 24 h。

【用药须知】

(1) 常见不良反应有低血压、心动过速、心律失常等,用药期间应持续心电、血压监测。

(2) 血压降低伴低心输出量或低灌注时应尽早使用,而当器官灌注恢复和(或)淤血减轻时则应尽快停用。

(3) 药物的剂量和静脉滴注速度应根据患者的临床反应作调整,强调个体化治疗。

(4) 血压正常、无器官和组织灌注不足的急性心衰患者不宜使用。

(5) 因低血容量或其他可纠正因素导致的低血压患者,需先去除这些因素再权衡使用。

(6) 监测血压、心率和节律。

四、血管收缩药物

拟肾上腺素药使心肌收缩力增强,外周阻力增加,血压升高,并改善微循环。对外周动脉有显著缩血管作用的药物,如去甲肾上腺素、肾上腺素等。

【适应证】

应用正性肌力药物后仍出现心源性休克或合并明显低血压状态的患者,升高血压,维持重要脏器的灌注。心源性休克时首选去甲肾上腺素维持收缩压。

【禁忌证】

对其他拟交感胺类药过敏者。

【应用方法】

(1) 去甲肾上腺素:$0.2 \sim 1.0 \ \mu g/(kg \cdot min)$ 静脉点滴维持。

(2) 肾上腺素:复苏时首先 1 mg 静脉注射,效果不佳时可每 $3 \sim 5$ min 重复静脉注射用药,每次 $1 \sim 2$ mg,总剂量不超过 10 mg。

【用药须知】

(1) 血管收缩药可能导致心律失常、心肌缺血和其他器官损害,用药过程中应密切监测血压、心律、心率、血流动力学和临床状态变化,当器官灌注恢复和或循环淤血减轻时应尽快停用。

(2) 去甲肾上腺素用 5% 葡萄糖注射液或葡萄糖氯化钠注射液稀释本品,不宜使用 0.9% 氯化钠注射液稀释。

(3) 单独使用,禁止加入血液或血浆中,更不宜与碱性药物混合。

(4) 禁止皮下和肌内注射。如有药液外渗,局部发生冷、白、硬、肿时,不得局部热敷,应立即取 0.25% 普鲁卡因注射液 $10 \sim 20$ ml 或酚妥拉明 $5 \sim 10$ mg,用 0.9% 氯化钠注射液稀释至 $10 \sim 15$ ml 局部浸润注射;如局部组织已经发黑坏死,则局部切除后植皮治疗。

(5) 停药应逐渐减量,禁止骤然停药,防止血压突然下降。

五、洋地黄类药物

可轻度增加心输出量、降低左心室充盈压和改善症状。

【适应证】

房颤伴快速心室率(>110 次/分)的急性心衰患者。

【禁忌证】

急性心肌梗死后 24 h 内应尽量避免使用;室性心动过速、心室颤动等禁用。

【应用方法】

去乙酰毛花苷(西地兰)0.2～0.4 mg 缓慢静脉注射,2～4 h 后可再用 0.2 mg。

【用药须知】

(1)西地兰静脉注射时应缓慢推注,注射过程应由医生通过心电监护或听诊密切观察心率、心律及症状、体征、主诉等。

(2)使用洋地黄类药物期间遵医嘱监测血钾浓度,若有低钾血症时慎用,以免洋地黄中毒。肾功能不全患者慎用,用药期间忌用钙注射剂。

(3)用药期间注意询问和倾听患者的主诉,告知患者洋地黄制剂的治疗量和中毒量接近,易发生中毒,若出现食欲减退、恶心、呕吐、心悸、头痛、黄绿视、视物模糊时可能是中毒反应,应及时告知医生。

六、改善预后的药物

慢性心力衰竭患者出现失代偿和心衰恶化,如无血流动力学不稳定或禁忌证,可继续原有的优化药物治疗方案,包括β受体阻滞剂、ACEI、ARB、AR-NI、醛固酮受体拮抗剂,可根据病情适当调整用量。但血流动力学不稳定(收缩压<85 mmHg、心率<50 次/分)、血钾>5.5mmol 或严重肾功能不全时应停用。β受体阻滞剂在急性心衰患者中可继续使用,但并发心源性休克时应停用。对于新发心衰患者,在血液动力学稳定后应给予改善心衰预后的药物。

第四章　心力衰竭患者的非药物治疗管理

第一节　心力衰竭患者的起搏治疗

一、植入式转复除颤器(implantable cardioverter defibrillator, ICD)

(一)概述

心源性猝死(sudden cardiac death, SCD)是指心脏原因导致的短时间内(常常在症状开始后的 1 h 内)的急性自然死亡。死亡的时间和方式都是不可预知的,并且常常发生于没有任何已知潜在威胁生命的状况的患者。ICD(图 4-1)能时刻监测心脏节律,一旦发现患者出现持续性室性心动过速可及时识别并自动行放电或抗心动过速起搏治疗。因此植入 ICD 可明显降低心力衰竭患者 SCD 的发生。

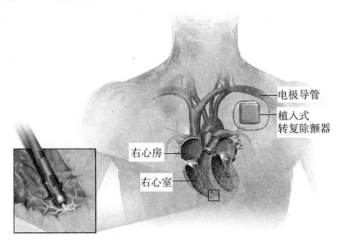

电极导管

植入式
转复除颤器

右心房

右心室

图 4-1　植入式转复除颤器

（二）心衰患者植入 ICD 适应证

1. 一级预防

（1）缺血性心脏病患者，优化药物治疗至少 3 个月，心肌梗死后至少 40 d 及血运重建至少 90 d，预期生存期＞1 年：LVEF≤35％，纽约心脏病协会（NYHA）心功能分级Ⅱ或Ⅲ级，推荐植入 ICD，减少心脏性猝死和总死亡率；LVEF≤30％，NYHA 心功能Ⅰ级，推荐植入 ICD，减少心脏性猝死和总死亡率。

（2）非缺血性心衰患者，优化药物治疗至少 3 个月，预期生存期＞1 年：LVEF≤35％，NYHA 心功能Ⅱ或Ⅲ级，推荐植入 ICD，减少心脏性猝死和总死亡率；LVEF≤35％，NYHA 心功能Ⅰ级，可考虑植入 ICD，减少心脏性猝死和总死亡率。

2. 二级预防　慢性心衰伴低左室射血分数（LVEF），曾有心脏停搏、心室颤动（室颤）或伴血流动力学不稳定的室性心动过速（室速）。

（三）ICD 功能和技术

现代 ICD 通过高能量除颤、低能量转复和抗心动过速起搏（antitachycardia pacing，ATP）三种方式终止室性心律失常。ATP 是通过比室性心动过速更快的频率起搏，进入并打断室性心动过速折返环而终止室性心动过速，并非有痛的电击。比如，一个频率较慢的室性心动过速，如果允许应该先接受 ATP 治疗，接着是低能量转复，最后才是高能量放电。当室颤进入快速诊断区，就直接进行高能量除颤。当室性心动过速发生时，ATP 可通过以更快的起搏频率干预室速，打断折返环而终止室速，但需注意 ATP 治疗可能加速室性心动过速成为室颤，导致除颤。

（四）心力衰竭患者植入 ICD 后的管理

1. 程控 ICD（抗心动过缓起搏）　经研究证实，右心室起搏可导致医源性收缩不同步，使 ICD 治疗出现较高的心力衰竭发病率。基于右心室起搏的不良影响，程控设置尽量减少双腔 ICD 的右心室起搏。

2. 频繁放电处理 ICD　放电常常会导致患者痛苦，减少频繁放电对于植入 ICD 患者维持生活质量非常重要。在心力衰竭患者中预防频繁放电的第一步是优化心力衰竭治疗。对于需要抗心律失常药物治疗的患者，胺碘酮被证实能减少放电，并且对心力衰竭患者生存率影响为中性。对于因房颤而导致放电的患者，多非利特同样不恶化心力衰竭患者生存率或心功能，并且只要肾功能和 QT 间期正常，可安全应用。Ⅰ类抗心律失常药物，Ⅰa 类如奎尼丁和普鲁卡因胺，Ⅰc 类如氟卡因，可增加心力衰竭患者的死亡率。

3. ICD在心力衰竭临终患者中的管理 植入ICD的临终患者可能伴随多次电击,增加患者及家属痛苦。当患者最终将因心力衰竭或其他终末疾病去世时,多学科合作确定患者处于疾病终末阶段,关闭ICD放电功能作为临终关怀的一部分能减少临终患者被电击的痛苦。

(五)ICD的随访

所有植入ICD的患者均需定期进行随访,以保证ICD的安全性以及最佳的参数设置,同时了解患者的临床情况变化。随访目的包括:

1. 检测功能是否正常、优化参数设置,以保证最佳的疗效及最长的使用寿命,尽量减少并发症。

2. 分析是否需要更换系统元件,追踪ICD的工作状态,确保临床问题得到及时解决。

3. 为患者提供教育及支持,保存ICD系统相关记录等。

二、心脏再同步化治疗(cardiac resynchronization therapy,CRT)

心脏再同步化治疗(CRT)又称为三腔起搏(右心房、右心室、左心室)或双心室起搏(右心室、左心室)治疗,是在传统右心房、右心室双腔起搏基础上增加左心室起搏,通过电极导线和脉冲发生器来控制心脏收缩部位和时间,恢复房室、室间和室内运动的同步性,改善心功能的一种治疗方式。CRT是中、重度心力衰竭合并心室不同步患者的一项有效治疗措施,可改善中、重度心力衰竭患者的心功能、临床症状和生活质量,降低病死率。轻度心力衰竭患者植入心脏再同步化及除颤起搏器(CRT+ICD,CRT−D)同样能降低心力衰竭患者的死亡率。

(一)CRT治疗心衰的机制

心衰患者多存在心室收缩不同步,基于此病理生理机制,CRT在传统的双腔起搏(即右心房和右心室各安装一个电极线,让心房心室按顺序起搏)的基础上增加了左心室起搏。通过设定适当的左右心室起搏间期,纠正左右心室收缩时差,避免室间隔矛盾运动,增加心排血量。CRT长期应用可改善神经激素环境,逆转心肌重构。神经激素是指由中枢神经系统内某些细胞合成和分泌的一些肽类物质,其通过血液循环到达靶器官而发挥作用。

(二)CRT治疗心衰的适应证

心衰患者在药物优化治疗至少3个月后仍存在以下情况应该进行CRT治疗,以改善症状及降低病死率。

1. 窦性心律,QRS时限≥150 ms,左束支传导阻滞(left bundle branch

block,LBBB),LVEF≤35％的症状性心衰患者；非 LBBB,LVEF≤35％的症状性心衰患者。

2. 窦性心律,QRS 时限 130～149 ms,LBBB,LVEF≤35％的症状性心衰患者；非 LBBB,LVEF≤35％的症状性心衰患者。

3. 尽管使用了优化药物治疗,NYHA 心功能仍为Ⅲ级或Ⅳ级的患者。

（三）CRT 传统植入技术及并发症

1. CRT 传统植入技术　除了与常规起搏器植入相同的操作环境和器械要求外,CRT 植入强调要有较强的心外科设备,必要时能迅速获得急救支援；而且还需配备左心室导线推送系统、左心室造影系统和（或）可操纵尖端角度的心内标测或消融导管等。

2. 植入操作相关的并发症　除起搏器植入术常见并发症（如伤口感染、皮下血肿、导线移位等）外,CRT 特有的并发症主要与左心室导线定位过程有关,如冠状静脉窦夹层、穿孔、心脏压塞等。冠状静脉窦夹层和穿孔的后果通常不会很严重,仍可成功植入 CRT,但术中需严密监护心包积液甚至心脏压塞情况。

（四）CRT 植入的管理

1. 随访　CRT 的随访是心衰治疗过程中必不可少的环节。首次随访应在术后 72 h 内进行,植入术后 1 个月需要门诊随访 1 次,以后根据情况 3～6 个月或病情变化时定期随访。所有接受 CRT 的患者都应进行定期、细致的随访,随访内容主要包括评估临床状态（病史＋体格检查＋辅助检查）和起搏器程控两大部分。

2. 出院管理　CRT 植入后管理同一般起搏器管理,主要包括：① 教会患者及家属测量脉搏的方法。告知患者每日安静时,特别是晨起时自测脉搏,并每日记录,若心率小于起搏器设定次数或有头晕、胸闷、黑矇症状应及时就医,描记心电图。② 日常要保持起搏器植入处皮肤的清洁、干燥,日常应尽量选用柔软宽松的衣着,以减少局部摩擦。随时观察安装起搏器处皮肤有无红肿、破损,如有异常立即就医。③ 术后 3 个月内避免起搏器同侧的上肢剧烈活动、高举、外展及提取重物等,同时不可拍打背部,以防止电极脱位。④ 避免洗澡水太热或长时间洗澡。⑤ 术后 3 个月后,在体力允许的情况下可从事较剧烈的活动,如：游泳、跑步、钓鱼等。

3. 远离磁场环境管理　① 使用移动电话应距离起搏器 20 cm 以上；② 乘飞机时应提前出示起搏器植入卡；③ 不可靠近工业电磁感应炉、磁铁、大型电机、电焊设备、高压设备与发电站限制区等设备或场所；④ 避免使用电磁炉、低高频治疗仪、磁疗仪、自动麻将机等,以免对起搏器造成影响。

第二节　心力衰竭患者的机械通气治疗

重度心力衰竭患者因心功能极度下降,往往合并有呼吸衰竭,需呼吸辅助装置或心肺联合辅助装置辅助循环。临床上常用的呼吸辅助装置为机械通气,根据情况应用于需要心肺复苏或合并呼吸衰竭的心衰患者。

一、适应证

机械通气的方式可分为无创和有创两种。

(一)无创呼吸机辅助通气

有呼吸窘迫(呼吸频率>25 次/分,SpO_2<90%)的患者应尽快给予无创通气。可采用持续气道正压通气(continuous positive airway pressure,CPAP)和双水平气道正压通气两种模式(bi-level positive airway pressure,BIPAP)。

(二)气道插管和人工机械通气

适用于呼吸衰竭导致低氧血症(PaO_2<60 mmHg)、$PaCO_2$>50 mmHg和酸中毒(pH 值<7.35),经无创通气治疗不能改善的患者。

二、机械通气治疗心衰的机制

(一)降低心脏前后负荷,改善心脏功能

心力衰竭时,前负荷对心输出量影响不大,后负荷变化对心输出量有明显影响。当急性心力衰竭患者使用 CPAP 时,可通过间歇升高胸内压来降低左室跨壁压差,增加心输出量,同时避免了后负荷随呼吸大幅度波动引起的动脉血压波动。

(二)改善通气

气道正压,特别是呼气末正压(positive end expiratory pressure,PEEP)或 CPAP,可扩张陷闭肺泡,增加呼气肺容量,改善肺顺应性,使肺泡毛细血管周围压力升高,水分由肺泡区向间质区移动,减少肺泡内的水分,促进肺泡液和间质液回流入血管腔,增加气道直径,降低气道阻力,减少呼吸肌做功,降低氧耗量。

(三)对神经内分泌系统的影响

1. 降低交感神经的活性　在应用机械通气 CPAP 治疗后,患者陈-施氏

呼吸(定义说明)减轻,夜尿和白天血浆去甲肾上腺素的浓度也有显著下降,表明其可降低交感神经的活性。

2. 增加压力感受器敏感性　增加压力感受器敏感性可以增加高频心率变异和更好的调节血压,这些改变都是左心衰竭患者预后良好的指标。

3. 降低心房脑钠肽　心房脑钠肽(atrial natriuretic peptide,ANP)在心房张力作用下,由心房产生和分泌。作为内源性扩血管系统的一部分,它产生利钠和利尿作用,它的分泌反映心力衰竭的严重性和预后。在对伴有中枢性呼吸暂停、陈-施呼吸的心力衰竭患者,在夜间入眠时应用呼吸机通气,采用CPAP模式治疗3个月后,外周血ANP水平下降,而LVEF升高。

4. 减轻呼吸肌负荷　心衰患者即使在已得到抗心力衰竭药物治疗的基础上,其呼吸肌的负荷也是健康人的3~4倍。选用适当的模式及参数进行机械通气,可减轻呼吸肌负荷,改善吸气肌的力量,增加LVEF,改善乏力和气促症状,增加心肌氧供,降低氧耗,缓解慢性呼吸肌疲劳,纠正心力衰竭。

三、机械通气的实施

(一)机械通气连接方式的选择

呼吸机连接方式有多种,如接口、口含管、面罩、喉罩、气管插管、气管切开造口置管。应根据患者病情缓急、预期治疗时间、呼吸机应用的频度、气管分泌物、意识情况等进行选择。临床常用面罩无创通气和气管插管机械通气。

(二)机械通气模式和压力的选择

1. 模式的应用　目前根据病情较常用通气模式为CPAP和(或)压力支持通气(pressure support ventilation,PSV)＋PEEP(即相当于双水平气道正压)。CPAP对治疗急性肺水肿有独到的优势,能较药物治疗更快速地缓解肺水肿的症状,减少并发症的发生。

2. 压力的选择　当前比较常用的CPAP的压力为 0.1 kPa(10 cmH$_2$O),可以从 0.05 kPa(5 cmH$_2$O)左右开始,若患者动脉血氧饱和度(SaO$_2$)<90%或者出现支气管痉挛,就每隔 5 min 增加 0.02~0.03 kRa(2~3 cmH$_2$O)的压力,直到 SaO$_2$>90%,但最大压力不宜超过 0.125 kPa(12.5 cmH$_2$O)。以BIPAP治疗的患者一般以吸气末压力(inspiratory positive airway pressure,IPAP)＝0.08 kPa(8 cmH$_2$O),呼气末压力(expiratory positive airway pressure,EPAP)＝0.03 kPa(3 cmH$_2$O)的水平起始通气。若患者 SaO$_2$<90%,则每隔 5 min 增加 0.02 kPa(2 cmH$_2$O)的 IPAP,若出现支气管痉挛(如缺氧、呼吸困难加重哮喘等),则每隔 5 min 增加 0.02 kPa(2 cmH$_2$O)的 EPAP,

二者若同时发生,则每隔 5 min 同时增加 0.02 kPa(2 cmH$_2$O)的 IPAP 和 EPAP,但二者最高不超过 0.125 kPa(12.5 cmH$_2$O)。

四、机械通气相关并发症

（一）呼吸机相关肺炎(ventilator associated pneumonia,VAP)

VAP 是机械通气患者常见的并发症,占机械通气患者的 10%～48%,是最常见的医院内感染,可成为机械通气失败的主要原因,并且是 ICU 患者的重要死因。VAP 的危险因素包括严重头颈部外伤、气管切开、多次中心静脉插管、肠内营养等。

（二）呼吸机相关性肺损伤(ventilator-induced lung injury,VILI)

包括气压-容积伤、剪切伤和生物伤。VILI 的典型临床表现包括纵隔气肿、皮下气肿、气胸、张力性肺大疱等,早期表现常难以发现,临床上强调观察和预防 VILI 的发生。

（三）氧中毒

长时间吸入高浓度氧气使体内氧自由基产生过多,导致组织细胞损伤和功能障碍,称为氧中毒。主要表现为呼吸系统毒性作用,通常在吸入 FiO$_2$>50%的氧气 6～30 h 后患者出现咳嗽、胸闷、PaO$_2$ 下降等表现,48～60 h 后可致肺活量和肺顺应性下降,X 线胸片可出现斑片状模糊浸润影,因此,应尽早将 FiO$_2$ 降至 50%以下。

（四）呼吸性碱中毒

当辅助通气水平过高,或采用辅助控制通气模式的患者自主呼吸频率过快时可导致过度通气,出现呼吸性碱中毒,对于 Ⅱ 型呼吸衰竭的心衰患者应特别注意。

（五）血流动力学紊乱

持续正压通气可使胸腔内压力升高,回心血量减少,从而导致心排血量减少,血压下降。

（六）气管-食管瘘

由于长时间的气囊压迫导致气管后壁组织发生缺血坏死进而形成溃疡,溃疡又可导致感染、炎症加重和坏死,气管膜部的不断破坏、坏死进一步发展穿透食管,最后导致气管-食管瘘的发生。

（七）呼吸机故障所致的并发症

1. 气管插管脱出和管道脱开　为最常见且比较严重的故障。气管插管脱出最常见的原因是患者自己将气管插管拔出,少数患者可由导管固定不牢、躁动和头颈部活动幅度过大或医护人员操作不当引起。管道脱开最常见的位置为"Y"形管与气管插管或气管切开套管之间的连接处。

2. 气管插管滑入右主支气管 可因各项操作、搬动患者、患者自身的活动或固定不当等导致气管插管过深,滑入右侧主支气管,造成单纯右肺通气,导致右肺高容通气造成气压－容积伤,而左肺无通气造成肺不张。

3. 人工气道堵塞 常因黏痰、痰痂、呕吐物堵塞所致,也可因导管套囊滑脱堵塞而引起,导致通气不足甚至窒息。

4. 呼吸机管道堵塞 呼吸机管道可因积水、扭曲、连接不当或单向活瓣方向装反等原因造成堵塞,如不及时处理即可造成窒息。

5. 其他 包括断电、呼吸切换障碍、机械故障等。

五、机械通气的撤离

应用机械通气的作用不仅是改善气体交换,减轻呼吸疲劳,降低氧耗,纠正低氧血症,还发挥降低心脏负荷,改善心功能的作用,而突然撤机,容易导致心脏负荷突然加重,再次诱发心功能不全和低氧血症。因此撤离机械通气时应逐渐降低通气支持。急性左心功能不全者,肺水肿改善生命体征稳定可撤机。若单用 CPAP 应逐渐降低至 0.05 kPa(5 cmH$_2$O)可停机观察,用 BI-PAP 则同时降低吸气压力和呼气压力,至 IPAP 和 EPAP 分别降到 $0.06\sim0.08$ kPa($6\sim8$ cmH$_2$O)和 $0.02\sim0.04$ kPa($2\sim4$cmH$_2$O)时可停机观察。

第三节 心力衰竭患者的循环机械辅助治疗

一、主动脉内球囊反搏泵(intra-aortic balloon pump,IABP)

当传统方法治疗心力衰竭无效时,寻求机械循环支持(mechanical circulatory support,MCS)的帮助可使高危心力衰竭患者渡过难关。主动脉内球囊反搏泵(IABP)是世界上应用最广的 MCS 系统,因其价格合理、创伤小、并发症少以及易于操作等优点,目前已经被国内外大部分医院应用于临床。

(一)IABP 治疗原理

IABP 的主要原理是气囊与心动周期同步放气,达到辅助循环的作用。

1. 在左心室舒张早期主动脉瓣关闭后球囊开始充气,大部分血流逆行向上从而升高主动脉根部压力,即升高舒张压,继而增加大脑及冠状动脉血流灌注;小部分血流被挤往下肢和肾脏,外周灌注轻度增加。

2. 在等容收缩期主动脉瓣开放前快速排空气囊,产生"空穴"效应,降低心脏后负荷、左心室舒张末期容积及室壁张力,减少心脏做功及心肌氧耗,可增加 10%～20% 心排血量。

3. 安放的主动脉内球囊重复做功,在心肌收缩力不变的情况下,增加排血量、心脏指数,增加心、脑、肾动脉周围循环血流灌注和尿量,减少心肌耗氧量。

(二) IABP 适应证

1. 急性心肌梗死或严重心肌缺血并发心源性休克,且不能由药物纠正的患者。

2. 伴血流动力学障碍的严重冠心病(如急性心肌梗死伴机械并发症)患者。

3. 心肌缺血或急性重症心肌炎伴顽固性肺水肿的患者。

4. 作为左心室辅助装置(left ventricular assist device,LAD)或心脏移植前的过渡治疗。

(三) IABP 的实施

1. 操作方法　绝大多数 IABP 操作是经股动脉植入。在无菌操作下,经股动脉穿刺送入 IABP 球囊导管至降主动脉起始下方 1～2 cm 处,确定位置后缝合固定 IABP 球囊导管,经三通接头将导管体外端连接反搏仪,调整各种参数后开始反搏。

2. IABP 操作注意事项

(1) 主动脉内球囊充气后的大小应是主动脉直径的 80%～90%,如果球囊太大会损伤主动脉加重全血细胞损伤,而球囊体积太小反搏会无效。

(2) 若 IABP 放置位置过高,气囊可能阻塞左锁骨下动脉的开口,导致左上肢灌注不足。

(3) 若 IABP 放置位置过低,气囊可能阻塞肾动脉的开口,导致肾动脉灌注不足引起尿量减少等一系列临床症状。

(4) IABP 充放气时相是根据心动周期设定,临床上可以通过不同的模式进行调控,包括心电图触发、压力触发、起搏器触发和固定频率 4 种。其中心电图触发是 IABP 最常见的触发模式,可通过选择一个 R 波高尖、T 波低平的导联随时监测,其充气点为 T 波终点,放气点为 QRS 波前;当患者心率＞150 次/分时 IABP 的治疗效果明显降低。若各种原因导致心电图不能有效触发时,在心率/脉搏波规律的情况下可选择压力触发模式,使收缩压＞50 mmHg,脉压＞20 mmHg。

3. IABP 的术后管理

（1）患者卧床休息，术侧肢体制动，插管侧大腿弯曲不应超过30°，床头抬高也不应超过30°，以防导管打折或移位。协助做好生活护理和基础护理，定时协助患者翻身、拍背，减少坠积性肺炎及压力性损伤的发生。对意识不清患者还应注意做好安全护理。

（2）每小时使用低浓度肝素盐水（10 000 U/L）冲洗测压管道，以免血栓形成，注意严格无菌操作；每小时检查穿刺局部有无出血和血肿情况；每小时观察患者足背动脉搏动情况，注意观察皮肤的温度和患者自我感觉情况。

（3）持续监测并记录患者生命体征、意识状态、尿量、心排出量、心脏指数、心电图变化（主要是反搏波形变化情况）、搏动压力情况等，观察循环辅助的效果，如出现异常及时通知医生。

（4）仔细观察及发现反搏有效的征兆。反搏满意的临床表现为患者神志清醒、尿量增加、中心静脉压和左心房压在正常范围内、升压药物剂量大幅度减少甚至完全撤除。反搏时可见主动脉收缩波降低而舒张波明显上升是反搏辅助有效的最有力根据。

（5）遵医嘱进行血、尿等实验室检查。

（6）血流动力学稳定后，根据病情逐渐减少主动脉球囊反搏比率，最后停止反搏，进行观察。每次变换频率间隔应在 1 h 左右，停止反搏后带管观察的时间不可超过 30 min，以免发生 IABP 球囊导管血栓形成。

（7）并发症观察与处理：① 下肢缺血：是 IABP 的常见并发症，发生率为 5%～20%。这种并发症与血栓脱落、气囊管太粗致气囊管周围血栓形成、内膜损伤有关。可出现双下肢疼痛、麻木、苍白或水肿等缺血或坏死的表现。较轻者应使用无鞘的 IABP 球囊导管或插入 IABP 球囊导管后撤出血管鞘管；严重者应立即撤出 IABP 球囊导管。② 主动脉破裂：表现为突然发生的持续性撕裂样胸痛、血压和脉搏不稳定甚至休克等不同表现。操作应尽量准确、轻柔。一旦发生，应立即终止主动脉内球囊反搏，撤出 IABP 球囊导管。③ 感染：表现为局部发热、红、肿、化脓，严重者出现败血症。严格无菌操作和预防性应用抗生素可控制其发生率。④ 出血、血肿：股动脉插管处出血较常见，可压迫止血后加压包扎。⑤ 气囊破裂而发生空气栓塞：气囊破裂时，导管内出现血液，反搏波形消失，应立即停止反搏，更换气囊导管。

4. IABP 撤除　急性心力衰竭患者的血流动力学稳定后可撤除 IABP。撤除的参考指征：① 心脏指数（cardiac index，CI）>2.5 L/(min·m²)；② 尿量$>$ 1 ml/(kg·h)；③ 血管活性药物用量逐渐减少[如多巴胺<5 μg/(kg·min)]，

而同时血压恢复较好(平均动脉压>90 mmHg);④ 呼吸稳定,动脉血气分析各项指标正常;⑤ 降低反搏频率时血流动力学参数仍然稳定。

二、体外模式人工肺氧合器

体外膜肺氧合器(extracorporeal membrane oxygenation,ECMO)是将血液引流至体外,经膜肺氧合后,由血泵输入体内,通过长时间的转流对呼吸和(或)循环衰竭的患者进行支持,维持机体氧供,去除体内二氧化碳以保证机体代谢。可用于短期辅助,减少呼吸机的使用及相关并发症,保持血液的正常氧合,降低心肌氧耗,改善全身灌注,减少正性肌力药物用量,为心肺功能的恢复赢得时间。

(一)ECMO 原理

ECMO 原理是将体内的静脉血引出体外,经过特殊材质人工心肺旁路氧合后注入患者动脉或静脉系统,起到部分替代心肺作用,维持人体脏器组织氧合血供。

(二)ECMO 适应证

ECMO 主要分为两种方式:静脉一静脉转流与静脉一动脉转流,适应证如下:

1. 各种原因引起的心跳呼吸骤停 在有 ECMO 条件的医院,心跳呼吸骤停的抢救首选传统急救同时实施 V-A ECMO。

2. 急性严重心功能衰竭 严重的心功能衰竭不但会减少组织器官血供,更严重的是随时会有心跳骤停的可能。ECMO 可改善其他器官及心脏本身的氧合血供,控制了心跳骤停的风险。常见于重症爆发性心肌炎、心脏外科手术后、急性心肌梗死。

3. 急性严重呼吸功能衰竭 呼吸功能衰竭是 ECMO 支持实施最早且成功率很高的病种。常见有感染、火灾气体吸入、刺激性气体吸入、肺挫伤。

4. 各种严重威胁呼吸循环功能的疾患 酸碱电解质重度失衡、重症哮喘、溺水、冻伤、外伤、感染。

(三)ECMO 的应用

1. ECMO 安装前相关设备、物品和人员的准备 设备带在满足呼吸机气源的同时另备空气和氧气气源接口;准备足够的空间与足够的电源连接装置;床旁 ECMO 安装多属于临床急救治疗手段,信息的畅通、相关人员和物品的迅速到位是抢救成功的重要保证;抢救物品、药品固定放置,定时检查有效期、有无损坏、是否齐全。

2. ECMO 安装前的病情观察和监护配合　准确观察并记录相关数据，明确影响患者生命和术后效果的一些危险因素，为 ECMO 应用过程中的效果评价提供可靠的信息。如：血流动力学监测、呼吸功能指标、血管活性药物使用、血气分析、电解质、肝肾功能及其他生化化验、激活全血凝固时间（activated clotting time of whole blood，ACT）、凝血酶原时间（prothrombin time，PT）、游离血红蛋白、胶体渗透压、细菌培养、心电图、床旁 X 线胸片和超声心动图等。安装前需进行上述危险因素评估。

3. ECMO 安装中的护理配合　包括配药、给药、临床观察，协助手术室护士清点术中特殊物品、记录数据等；配合医师给药，严格查对制度；观察病情变化、用药效果并随时报告医师。

（四）ECMO 安装后的管理

ECMO 安装后一旦转流稳定，应做好各项指标的监测和护理：

1. 血流动力学的观察　记录 ECMO 运行后的各项血流动力学参数，动态监测并比较循环指标，循环好转的指标有：心率、心律向正常方向稳定发展，血压稳定或逐渐升高，肺动脉压逐渐下降，右房压和肺毛细血管楔压逐渐下降，尿量增加。

2. 呼吸、氧合的观察与呼吸机参数的调整　动态监测并比较呼吸指标，呼吸功能好转的指标有：动脉血氧分压升高、氧饱和度升高、二氧化碳分压下降、酸碱平衡失调逐渐纠正。

3. 手术创面及插管处出血监测　由于 ECMO 转流途径是通过股动脉－静脉－体外氧合建立管道回路，应用了肝素涂层材质，因此起始阶段 ACT 值偏高，可不用肝素抗凝，但要密切观察手术创面及插管处出血和渗血情况，同时注意监测 ACT、血小板、体温等指标，如有异常指标，报告医师及时处理，出血和渗血严重者及时请外科医师探查止血或更换敷料；观察出血渗血造成的不良结果，即出血过多引起的机体有效循环血量不足、渗出血引流不畅引起大量心包和（或）胸腔积液造成大的循环波动等。

4. 肢体血运的监测　结合血气分析结果，通过观察末梢皮肤颜色、温度及末梢血氧饱和度来评估组织灌注情况及机体缺氧状况的改善程度；检查置管后肢体动脉搏动、皮肤颜色、温度、感觉与置管前的变化，准确记录发生异常的时间、部位，及时报告医师。

5. ECMO 支持阶段的各有关指标的监测

（1）出凝血：在 ECMO 运行始终，既要防止患者出血，包括伤口和置管处表面、引流液、胸腔、气道、消化系统、颅内出血等，又要预防 ECMO 氧合器凝血。为此 ECMO 运行始终要监测的重要出凝血指标是 ACT,通常 ACT 生理值为 90~120 s。当 ACT 低于 120 s 时需应用肝素抗凝,可将肝素按体重 200 U/kg,稀释至 50 ml 静脉泵入;如患者无活动性出血,ACT 维持在 140~180 s,如有活动性出血,维持在 120~140 s,且要依据 ECMO 转速高低、ECMO 氧合器有无凝血等调整 ACT 范围。其次,监测另一出凝血的数据是血小板,因为 ECMO 支持中,血小板大量消耗,表现为血小板进行性下降,要及时监测并补充血小板。

(2) 游离血红蛋白:ECMO 支持中,体内红细胞易破碎溶解,表现为游离血红蛋白增高,出现血红蛋白尿,而应用 ECMO 的患者都存在心和(或)肺功能障碍,机体组织处于缺血、缺氧及酸中毒状态,会导致或加速对肾脏的损害。故 ECMO 运行期间,需每日监测一次游离血红蛋白,及时发现溶血和血红蛋白尿,及早报告医师处理;同时应用碳酸氢钠碱化尿液,适量输入平衡液以减少血红蛋白管型在肾小管中沉积,预防肾脏的损害。

(3) 血浆胶体渗透压:通常每日监测一次,依据循环、总蛋白和白蛋白、肺功能、X 线胸片及尿量等随时辅助监测。

(4) 血常规:重点监测患者有无因出血、溶血、贫血(红细胞总数、血红蛋白、血细胞比容)、有创操作和管道、营养不良等引发的感染(白细胞总数、中性粒细胞);ECMO 辅助引发的血小板减少(血小板总数)等。

(5) 生化指标:重点监测肝肾功能、心肌酶、淀粉酶等,以评价 ECMO 辅助效果,机体是否存在多脏器功能不全的情况。

(6) 细菌培养:ECMO 运行期间,有创导管的置入,操作和治疗多,大大增加了各种感染的概率。加之患者呼吸机辅助时间相对延长及气管插管也增加了口腔、气道感染的机会。又因患者不能正常进食,营养缺乏导致机体抵抗力下降,管道多导致不宜翻动患者,增大了肺部、尿路、皮肤感染的机会。故应做好相关细菌学监控培养。

(7) 心电图、床旁 X 线胸片和超声心动图等检查:常规每日 1 次,特殊情况,随时联系相关科室进行检查。

6. ECMO 的并发症　ECMO 的常见并发症通常为出血、溶血、血栓栓塞、感染、输血反应、管道滑脱、机器故障、脑损伤、血管损伤,其次可为空气栓塞、高血压、心脏顿抑、心律失常、迷走神经和喉返神经损伤。

7. ECMO 的终止　随着 ECMO 支持的延长,心肺功能逐渐恢复。当循环流量降至 0.5~0.6 L/min 时,可维持满意的循环、内环境、氧合和酸碱代谢,X 线胸片显示双肺无渗出,可考虑终止 ECMO。

三、心室辅助装置(ventricular assist device,VAD)

心室辅助装置(VAD)是应用机械手段部分或全部替代心脏泵功能,改善循环功能,暂时或长久维持患者血液循环的治疗方法。

(一)VAD的适应证

优化内科治疗后仍有严重症状>2个月,且至少包括以下1项的患者:① LVEF<25%且峰值摄氧量<12 ml/(kg·min);② 近12个月内无明显诱因,因心衰住院≥3次;③ 依赖静脉正性肌力药物治疗;④ 因灌注下降而非左心室充盈压不足[肺毛细血管楔压≥20 mmHg,且收缩压≤80~90 mmHg或心脏指数≤2 L/(min·m²)]导致的进行性肾功能和(或)肝功能恶化;⑤ 无严重的右心衰竭和重度三尖瓣反流。

(二)VAD的临床应用

1.“通向康复的桥梁” VAD开始用于稳定心脏切开术后休克病人的病情。心脏切开术后休克病人紧急植入VAD的生存结局仍在20%~40%。短期应用VAD适用于其他形式的急性心源性休克,如有望恢复的暴发型病毒性心肌炎和大范围的心肌梗死。最近,VAD植入扩展至可使一小部分慢性心力衰竭病人充分恢复。这种策略在非缺血性心肌病如特发性扩张型心肌病中效果最好。生理学指标证明一些病人可观察到临床改善。

2.“通向移植的桥梁” 对于严重心泵功能衰竭的患者,VAD是稳定病情的有效方法,使其有可能在等待移植的过程中病情稳定或离开医院。这些装置能改善慢性心力衰竭相关性终末器官损害,改善移植后预后。心脏移植前,VAD在帮助病人存活至移植方面显示其优越的一面。VAD植入在某些时候还可以改善移植前肺动脉高压。

(三)VAD的监护

1. 监护中要兼顾机体的容量、阻力、泵的输出三者之间的关系 根据患者的前后负荷调节,使辅助泵输出达最佳位置;监测患者的有效血容量(前负荷),达到使辅助泵充分充盈的效果;控制患者的血压(后负荷),达到使辅助泵充分射血的功效。为此,配合患者,依据患者心功能状态,调整最佳的血管活性药应用剂量和最佳的容量、血压状态,确保辅助泵的有效灌注。如患者出现心音遥远、心脏搏动减弱;静脉压升高、颈静脉怒张;动脉压降低、脉压减小等症状提示心脏压塞,应紧急处理。

2. 血流动力学监测 借助血流动力学监测机体特别是心脏氧的供需关系,降低氧耗,确保氧的供给。为此要让患者保持安静,维持血流动力学满意的心率、心律、血压、肺动脉压、肺毛细血管楔压、体温和各种用药剂量,借助床旁超声评价心肌的舒缩、前后负荷、室壁张力和顺应性、射血分数等。

3. 观察左心辅助对右心功能的影响 当左心室辅助时,左心室本身处于减压、休息状态,同时辅助的左室改善了机体的血流灌注,使体循环回心血量相应增加,患者原本存在一定的肺循环高压和(或)右心功能不全或术后呈现肺循环高压和(或)右心功能不全,可能会导致左心室辅助中继发出现右心功能不全。监护中要密切观察中心静脉压、肺动脉压、动脉压等参数,观察有无体循环淤血征象,如颈静脉怒张、肝大等,结合床旁超声综合评估右心功能。

(四) LVAD(left ventricular assist device,LVAD)的并发症

1. 右心室衰竭 植入 LVAD 的患者,右心室需接收 LVAD 回流的静脉血,然后把其再送到左心室。在 LVAD 植入前,右心室已超负荷工作。

2. 主动脉瓣功能影响 具有轻度以上主动脉瓣反流的患者,在植入 LVAD 的同时应考虑行主动脉瓣修补或置换。已经植入机械主动脉瓣的患者,在行 LVAD 术时需考虑同时置换生物瓣膜,特别是考虑接受长期支持治疗的患者。

3. 肝、肾功能不全 辅助装置植入术后早期常出现一过性肝肾功能损害。

4. 免疫系统敏感化 多次输血可能使抗体生成增加。装置表面和免疫系统之间可能相互作用。有研究显示,使用 LVAD 作为移植的桥梁增加反应性抗体的水平。

5. 可能有出血、中风、感染等风险。

(五) 总结

心室辅助是治疗急重症终末期心力衰竭的有效手段,可以减轻心脏前、后负荷,同时部分维持全身血供,使心脏得到充分休息和恢复,逐步恢复泵血功能。做好重症或终末期心脏病左心辅助患者的监护,是使患者顺利康复的关键环节之一。然而,尽管技术有了改善,但出血、血栓栓塞、感染和装置失效仍是显著问题,加之装置和置入费用昂贵,使之应用受限,未能大规模应用于临床治疗。

四、全人工心脏(total artificial heart,TAH)

全人工心脏(TAH)是经高科技制成的一种结构精密、体积小、控制系统完备的人工心脏装置。TAH 植入心衰患者的心包腔内后,能够支持肺循环与体循环,植入方式与心脏移植十分相似。全人工心脏的两个心室排血量平衡,能根据生理的需要而改变心排血量,因而与正常人体心脏一样能够满足

体内肺循环和体循环的需求,用于终末期心衰的治疗。全人工心脏能够在心力衰竭晚期延长患者的寿命,也可以帮助在等待心脏移植的患者等候捐赠的心脏。

TAH 前可用的装置包括 Cardio West 70 TAH 及 AbioCor TAH。

1. Cardio West TAH(Syncardia Systems Inc Tucson,AZ) 为气体驱动的搏动型双心室辅助装置。最大搏出量为 70ml,最大流量 15 L/min。平均流量小于 8 L/min。可通过调节泵的频率、收缩期时间和驱动压力获得最佳流量。

2. AbioCor TAH(AbioMed Inc Bainbridge,MA) 为第一个可完全植入并首次采用经皮能量传输(transcutaneous energy transmission,TET)系统的人工心脏。内部组件有两个泵腔和一对提供单向连续血流的三叶瓣膜(内径 24 mm);外部组件有体外 TET 线圈、电池、TET 模块和床旁控制台。体外 TET 线圈连接到床旁控制台上,床旁控制台提供了一个图形用户界面,医师可通过射频通讯控制和监测人工心脏,可供植入过程中、恢复期和住院期间使用。体外锂离子电池每磅可提供 1 h 的能量,可置于背心上、手提包里,也可用尼龙搭扣粘在腰带上。

第四节　心力衰竭患者的血液净化治疗

心脏和肾脏关系密切,是维持机体血流动力学稳定、控制容量状态、血管张力、利尿和利钠、外周灌注和组织氧供等的两个重要器官,在病理状态下相互影响,甚至形成恶性循环,危及患者生命。心力衰竭患者可对利尿药反应不好,甚至无效。血液净化技术(continuous blood purification,CBP)通过超滤脱水可清除机体内水分,与利尿药相比较,该技术为等渗性脱水,不影响机体电解质,液体负荷调控能力更强、更精细,减轻钠潴留的效果优于利尿药,是去除心力衰竭患者多余液体的有效治疗方式。

一、适应证

高容量负荷如肺水肿或严重外周水肿,且存在利尿剂抵抗的患者可考虑超滤脱水治疗。难治性容量负荷过重的患者合并以下情况时可考虑肾脏替代治疗:液体复苏后仍然少尿;血钾>6.5 mmol/L;pH<7.2;血尿素氮>25 mmol/L,血肌酐>30 mmol。

二、血液净化治疗在心力衰竭中的临床应用

随着技术的进步,血液净化技术已衍生了众多治疗模式,包括血液透析/血液透析滤过(hemodialysis,HD/hemodialysis filtration,HDF)、单纯超滤(isolated ultrafiltration,IUF)、缓慢持续单纯超滤(slow continuous ultrafiltration,SCUF)、连续性肾脏替代治疗(continuous renal replacement therapy,CRRT)等,都可以应用于心力衰竭的治疗抢救。

(一)血液透析/血液透析滤过(HD/HDF)

这是最常用的血液净化技术,适合于伴肾衰竭的心力衰竭患者,也用于慢性心力衰竭的综合治疗。其优点是具有强大的溶质清除能力,可较快地纠正机体内环境紊乱;缺点是治疗时间短,对血流动力学影响大,低血压、心律失常、透析失衡综合征发生风险高,且不易搬动,不利于危重患者的抢救。

(二)单纯超滤(IUF)

单纯超滤的技术模式包括:① 无动力泵单纯超滤,采用外周动脉、静脉穿刺,建立体外循环,利用心脏作为动力泵。② 单头血泵单纯超滤,采用外周静脉穿刺,利用单泵为体外循环动力,均是床旁抢救心力衰竭伴肺水肿的早期血液净化技术。但由于其缺乏监控导致治疗安全性降低,因此在拥有连续性肾脏替代治疗专用机器的单位此技术已被淘汰。③ 血液透析机为动力泵的单纯超滤,适用于可搬动转送的患者。④ CRRT 专用机器为动力泵,适合不宜搬动转送的重症患者。

(三)缓慢持续单纯超滤(SCUF)

SCU 多数采用 CRRT 专用机器,经深静脉穿刺置管建立体外循环。适用于利尿药抵抗的难治性心力衰竭、等待心脏移植、慢性间质性肺水肿的患者。SCUF 的优点为净脱水低,随时调整液体平衡,在连续、大量的清除水分的同时,有效循环容量波动小,有利于维持血流动力学稳定,更符合生理情况。因此可作为心力衰竭的长期维持治疗,以减少强心剂及利尿药物的使用。

(四)连续性肾脏替代治疗(CRRT)

CRRT 是在连续超滤的基础上补充置换液,能有效地清除尿毒症毒素等溶质,从而纠正酸碱及电解质紊乱,是伴急、慢性肾衰竭的心力衰竭患者主要血液净化模式,尤其是急性心肌梗死、心脏手术(如冠状动脉搭桥术、心脏瓣膜置换术)后的危重症患者的首选。

（五）血液净化治疗对心力衰竭患者血流动力学的影响

血液净化治疗通过超滤脱水可以减少血容量，使中心静脉压、肺动脉压下降、心脏前后负荷减轻；心率可减慢或没有影响，促进心功能改善。血液净化治疗对血压的影响主要取决于超滤速度和总超滤量，超滤过快可引起低血压。

（六）血液净化治疗对脑钠肽（type natriuretic peptide，BNP）的影响

脑钠肽具有利尿、利钠和扩张血管作用，是心力衰竭中重要的体液因子。在心力衰竭早期，血浆 BNP 水平即升高，增高的幅度与心力衰竭的严重程度呈正相。急性肾损伤的患者接受 CRRT 治疗后血浆 B 型脑钠肽水平明显下降。另外，CRRT 治疗清除了患者体内多余的体液，减轻水钠潴留，降低心脏负荷，心室壁压力减小，BNP 合成释放减少，也导致 BNP 水平降低。

三、血液净化治疗的并发症

CBP 作为侵入性治疗，需长时间抗凝，可发生各种并发症，如血管通路不畅、体外循环凝血、水电解质紊乱、营养丢失、中心血温下降、出血、血流动力学影响等。

四、CRRT 治疗期间的管理

（一）病情观察与交接

1. CRRT 治疗前由心血管科护士与血透护士交接患者病情，目前存在的阳性体征如水肿程度、心脏功能分级、呼吸困难及主要护理问题等。与管床医生沟通治疗方案及血透过程中的重点关注事项，如脱水量、置换液速度、时间、透析可能出现的并发症如心律失常、低血压等。详细了解患者的病情及血透的具体参数。上机前血透护士准确评估患者的生命体征、血管通路情况，如有低血压可予白蛋白预冲管路。

2. 透析期间重点关注患者呼吸困难、水肿等症状改善情况，根据血氧饱和度和病情调整用氧流量；密切观察患者的血压、心率、心律、中心静脉压、指脉氧等变化，及时发现异常情况。同时透析期间观察 CRRT 机器运行情况、液体出入量、血流量是否充足、有无透析并发症出现等，及时解决透析中出现的问题。

3. 透析结束后由血透室护士与病房护士重点交接透析后患者病情、液体出入量、CRRT 后会出现的并发症以及如何处理、血管通路的观察与护理。

（二）用药管理

血透期间易经过 CRRT 治疗排出的药物不宜静脉输入,如抗生素、血管紧张素转化酶抑制剂（ACEI）类、钙离子拮抗剂等,保证有效血药浓度。

（三）液体管理

透析时超滤脱水视病人情况而定,一般以病人透析后达到干体重为宜,一次脱水为体重的 4%～5%,在透析期间应严格控制入量,从而达到脱水减轻心脏负荷纠正心衰症状,同时治疗并发症的目的。

五、维持性血液透析患者的日常管理

（一）血透相关知识和生活方式指导

告知心衰患者血透的目的和意义,以及定期透析的重要性。帮助患者逐步适应血透带来的生理功能的变化,学会积极配合治疗要求,增强治疗依从性,促进患者回归社会。指导患者学会监测并记录每天尿量、体重、血压情况,保持大便通畅。帮助患者建立健康生活方式,如戒烟戒酒、生活规律。鼓励患者适当运动锻炼,参与社会活动和力所能及的工作。

（二）饮食指导

血液透析患者的营养问题极为重要,营养状况直接影响患者的长期存活及生存质量的改善,因此要加强饮食指导,使患者合理调配饮食。

1. 热量　透析患者能量供给一般为 147 kJ/(kg·d),亦即 35 kcal/(kg·d),其中碳水化合物占 60%～65%,以多糖为主;脂肪占 35%～40%。

2. 蛋白质　摄入量为 1.2 g/(kg·d)为宜,合并高分解状态的急性疾病时可增加至 1.3 g/(kg·d),其中 50%以上为优质蛋白。

3. 控制液体摄入　两次透析之间,体重增加不超过 5%或每天体重增加不超过 1 kg。每天水分摄入一般以前 1 天尿量加 500 ml 水计算。

4. 限制钠、钾、磷的摄入　给予低盐饮食,食盐摄入一般控制在 2～3 g/d,严重高血压、水肿或水钠潴留、无尿时食盐摄入应＜2 g/d。慎食含钾高的食物,如蘑菇、海带、豆类、莲子、卷心菜、榨菜、香蕉、橘子等。磷的摄入量应控制在 800～1 000 mg/d,避免含磷高的食物,如全麦面包、动物内脏、干豆类、坚果类、奶粉、乳酪、蛋黄、巧克力等。烹调前先将食物浸泡,过沸水后捞出,可去除食物中的部分钾和磷。

5. 维生素和矿物质　透析时水溶性维生素严重丢失,需补充维生素 C、B 族维生素以及叶酸等。透析患者除膳食中的钙以外,一般要补充钙制剂（碳酸钙或醋酸钙）和活性维生素 D。

第五节　心力衰竭患者的心脏移植治疗

南非医生 Christiaan Barnard 在 1967 年完成了轰动全球的首例心脏移植后开启了心脏移植的历史，到现在全球已经有 10 万多例心脏移植手术。2016 年我国共开展心脏移植手术 319 台，较 2012 年的 177 台，有了明显的进步，表明我国心脏移植手术进入一个高速发展期。截至 2013 年，心脏移植受者术后 1 年存活率为 87.9%，3 年存活率达到 81.4%，中位生存期为 11 年。目前，原位心脏移植仍然是终末期心力衰竭患者的终极治疗选择，并得到了广泛的支持。

一、心脏移植的适应证

心脏移植是难治性终末期心衰患者的金标准治疗方式。心脏移植候选患者标准为：① 根据病情预计患者生存时间比移植后可能生存的时间短；② 确认其他手术方法治疗无效；③ 其他主要器官功能良好，不影响术后患者的生存和生活质量；④ 患者对术后的继续治疗和积极的生活方式具有充分的信心；其他辅助判断指标包括 LVEF<20%，峰值氧耗量<10 ml/(kg·min)等。

二、心脏移植术后的管理

（一）监护重点

1. 术后早期监测血流动力学，注意观察中心静脉压、肺动脉压力、肺毛细血管楔压、生命体征、心输出量、体循环和肺循环阻力等，观察有无右心衰竭和肺动脉高压，监测心电图。

2. 术后早期每天检查超声心动图、床旁 X 线胸片。

3. 术前肺动脉高压的患者，术后严密观察肺动脉压的变化，及时调整用药，减轻右心负荷。

4. 预防心律失常，维持电解质、酸碱平衡。

5. 警惕出现心动过缓，必要时应用临时起搏器。

（二）心脏移植后排斥反应的监护和免疫抑制剂的使用、观察

1. 心脏排斥反应的监护　注意提示急性排斥反应症状的出现，特别是术后 1 个月内。病情趋于稳定时，突然出现乏力、周身不适、食欲不振、活动后心悸、气短等，应高度怀疑急性排斥反应。心内膜心肌活检术被视为监测心脏排斥反应最可靠的"金指标"。心内膜心肌活检术后注意事项：① 观察穿刺部位出血、血肿情况，及时更换敷料。② 有无喉返神经损伤导致的声音嘶哑。

③ 及时发现血肿压迫导致的进食或呼吸困难,必要时应做好气管插管准备。

④ 监测血压、心率、心律、呼吸及血氧饱和度,及时识别心脏压塞和有无心律失常,必要时行超声心动图加以明确。

2. 免疫抑制剂的使用时机与不良反应观察

(1) 泼尼松＋吗替麦考酚酯使用时机:拔除气管插管后(术后1～3天)开始服用,根据肌酐水平使用口服环孢素,根据血药浓度调整用量,维持血药浓度谷值在200～300 ng/L水平。

(2) 吗替麦考酚酯胶囊的不良反应:包括白细胞减少、贫血、腹泻、恶心呕吐等。应注意监测有无骨髓抑制和消化道反应。

(3) 甲泼尼龙、泼尼松的不良反应:包括血糖增高、骨质疏松、多毛、心绪烦乱、体重增加、应激性溃疡。应监测血糖、血钙,每日体重,注意观察有无消化道出血情况,加强皮肤护理,做好心理辅导。

(4) 环孢素的不良反应:包括肾功能损害、高血压、震颤、胃功能紊乱、牙龈增生、肝功能损害等。早期监测肝、肾毒性,每日查肝、肾功能;监测血压;监测环孢素血药浓度,根据情况调整用药;规范进食、抽血(查血药浓度谷、峰值)、吃药时间,送检与标记并追踪反馈的操作流程;注意与抗病毒药分开服用,慎用增加肾毒性药物,如阿昔洛韦、环丙沙星等。

(三) 心脏移植术后早期感染的预防与管理

1. 心脏移植后的感染易患因素有

(1) 术前因素:长期卧床、多脏器功能不全、营养不良、恶病质;

(2) 围术期因素:抗生素、免疫抑制剂、药物的影响等;

(3) 外源性因素:医源性获得性感染。

2. 管理措施

(1) 所有有创导管及操作要求:无菌消毒、无菌操作、终末培养制度。

(2) 感染病原学检查:细菌、病毒、真菌。

(3) 合理使用抗生素,平衡菌群,预防二重感染。

(4) 结合临床治疗效果,加强监测与结果反馈,综合评价。

(5) 营养支持,营养不良是易发感染的危险因素之一。

(6) 加强康复锻炼,预防各类并发症。

(四) 心脏移植术后的心理管理

1. 关注患者的心理需求,采取有效措施解决术后心理问题。营造良好的ICU环境,选择经验丰富的医护人员。

(1) 配以先进的、持续的监护设备,增加安全感。

（2）使用镇痛泵，缓解术后早期的疼痛。

（3）配备电视、DVD、电话、可视视屏（可与家属交流），减轻孤独感。

（4）配备早期康复设备，鼓励早活动、早下地，调动患者的主观能动性。

2. 护理时应特别注意关注患者在以下时期的重点问题，及时为患者提供帮助。

（1）带气管插管时——最难受。

（2）口渴问题——最艰难。

（3）最痛苦的时候不能见家人——最悲哀。

（4）培养健康卫生的好习惯——最重要。

（5）提高移植后相关用药的认识——最必要。

三、心脏移植术后的出院管理

（一）出院指导

告知患者出院后预防感染及日常生活注意事项，药物服用及保管知识，区分感染与排斥反应征兆；血糖的监测，活动与休息的安排，营养与饮食，禁烟酒以及性生活等方面的处理，叮嘱患者定时复查。及时发现有无冠状动脉硬化、肿瘤等并发症。根据患者不同的知识层次采取个性化的宣教形式，耐心解答患者的疑问，指导患者用药。

（二）随访管理

心脏移植术后的患者需要终身随访。每月电话联系患者，及时了解患者生活、工作、用药情况以及血压、血糖控制情况，及时识别排斥反应；每1～2个月复查血常规、肝肾功能、血药浓度；术后3周、3个月、6个月、1年复查进行心内膜心肌活检。在出现排斥反和经过抗排斥反应治疗之后，均需进行心内膜心肌活检。

第五章　心力衰竭患者的容量与营养管理

第一节　心力衰竭患者的容量与营养管理概述

一、心力衰竭患者容量管理

心力衰竭是多种原因导致心脏结构和（或）功能的异常改变，使心室收缩和（或）舒张功能发生障碍，从而引起的一组复杂临床综合征，主要表现为呼吸困难、疲乏和液体潴留（肺淤血、体循环淤血及外周水肿）等。心力衰竭是各种心脏疾病的严重表现或晚期阶段，死亡率和再住院率高。发达国家的心力衰竭患病率为 1.5%～2.0%，≥70 岁人群患病率≥10%。2003 年的流行病学调查示，我国 35～74 岁成人心衰患病率为 0.9%。

心衰时心输出量降低，有效循环血容量减少，肾脏和神经内分泌系统激活，这导致代偿性液体潴留和再分布，中心静脉压和心室充盈压增高，组织间隙液体潴留，继而出现淤血症状和体征，如呼吸困难、外周水肿等，是心衰患者住院的主要原因。

容量超负荷是急、慢性心力衰竭（心衰）发生发展的重要病理生理过程之一。不同病因和类型的心力衰竭，无论是左心衰、右心衰、全心衰，还是射血分数降低心衰、射血分数保留心衰都会有容量超负荷，但体液潴留的部位会有所不同。体液潴留/淤血会导致多器官功能障碍。肺淤血致气体交换功能障碍，使患者呼吸困难，导致低氧血症、二氧化碳潴留，进展迅速的肺淤血可危及生命。以往认为心衰时的肾功能损伤是由肾脏灌注不足导致的，但目前越来越多的研究显示肾脏的淤血才是导致肾损伤的主要原因。肝脏淤血压迫胆管，导致小叶中心细胞坏死、胆汁淤积、肝衰竭。小肠淤血使腹腔压力增加、影响肠道吸收，导致营养不良、便秘及细菌易位等。淤血还会影响脑功能，导致认知障碍。除此之外，还会引起骨骼肌肉功能不全和高血糖等一系列不良反应。因此，控制液体潴留、减轻容量超负荷，是缓解心衰症状、降低再住院率、提高生活质量的重要措施，是治疗充血性心衰的基石之一。

心衰患者容量状态复杂且动态变化,心衰的容量管理含义更加广泛,其目的是使心衰患者达到个体化的最佳容量平衡状态。容量管理是急、慢性心衰治疗中的关键环节之一。完整的容量管理流程包括:准确评估容量状态;确定容量管理目标;选择合适的治疗措施;制定个体化的容量管理方案。

二、心力衰竭患者的营养管理

心衰是各种心脏疾病的终末阶段,也是主要的死亡原因之一。尽管在综合应用药物及介入治疗的情况下,心衰的预后得到了一定程度的改善,但其死亡率仍居高不下,5年死亡率约达50%,高于许多癌症相关的死亡率。研究显示,心衰患者营养不良的发生率高,是心衰患者不良临床结局的独立性预测因子。心力衰竭发生后由于全身代谢改变,加上机体消耗增加,使得心衰患者很容易出现营养不良,而营养不良反过来又加剧了心力衰竭的进展,形成恶性循环,导致预后不良。2015年AHA/HFSA发布的心衰护理指南中纳入了对心衰患者的饮食建议、营养评估和其他营养素摄入的考虑。因此,尽早对合并营养不良的心衰患者进行营养干预或成为改善预后的重要环节。

根据研究的人群特征和营养评估工具的不同,营养不良在心衰患者中的发生率有所差异。研究显示,慢性稳定性心衰患者营养不良的发生率为16%～62%,重度和急性失代偿性心衰患者营养不良的发生率达75%～90%,心衰恶病质的发生率约为15%。尽管各个研究中营养不良的发生率有所不同,但几乎所有的研究均显示营养不良会影响心衰患者的预后,会增加心衰患者再入院率、感染和死亡等并发症,且营养不良会导致心功能的恶化和运动耐力的下降,使心衰患者进入"营养不良－炎症反应－恶病质"的恶性循环。而患者一旦进入恶病质阶段,即使进行营养支持等各种治疗手段也难以逆转疾病进程。由此可见营养不良已成为心衰患者不良临床结局的独立性预测因子。

有研究显示营养干预可改善心衰患者的生活质量,降低炎症因子水平,且长期的营养干预能降低心衰患者的全因死亡率和因心衰恶化导致的再入院风险。

因此,对心衰患者进行规范的营养管理,包括营养筛查及评估、营养素管理、能量需求、液体摄入管理、营养支持、营养监测及随访等是心力衰竭管理中的重要组成部分。

第二节　心力衰竭患者容量状态及营养评估

一、容量状态评估流程

准确评估容量状态是容量管理和控制的重要基础。心衰患者容量状态复杂且动态变化,应从多方面进行评估,包括总体容量状态(容量正常、容量超负荷或容量不足),以及判断容量分布(肺循环淤血为主、体循环淤血为主)。

评估容量状态及容量分布分 3 步:

(一)根据症状和体征初步判断容量状态(第 1 步)

1. 详细采集临床症状　典型左心衰肺淤血症状包括劳力性呼吸困难、夜间阵发性呼吸困难、平卧后干咳或端坐呼吸等;典型右心衰体循环淤血症状包括外周水肿、腹胀、纳差等。存在以上任何一种症状,均提示容量超负荷。短期体质量明显增加,尿量减少,入量大于出量,也提示容量超负荷。无淤血症状,同时皮肤干燥、弹性差,眼窝凹陷,则提示容量不足。

2. 有针对性进行体格检查　需重点评估如下体征,包括颈静脉怒张、肝颈静脉回流征、肺部啰音、浆膜腔积液、肝脏肿大及水肿等。

(1)颈静脉怒张:颈静脉压力值为颈外静脉怒张的顶点到胸骨角的垂直距离加上 5 cm,当>8 cm 时提示容量超负荷。应排除引起颈静脉压力升高的其他非容量原因,如心包积液、缩窄性心包炎、上腔静脉阻塞综合征等。

(2)肝颈静脉回流征:其反映容量负荷的敏感性和特异性高于颈静脉怒张。查体时患者高枕卧位,张口呼吸,右手掌面轻贴于肝区,逐渐加压持续10 s,如颈外静脉明显怒张,停止压迫肝区后颈外静脉搏动点迅速下降>4 cm则为阳性。

(3)肺部啰音:肺部存在湿啰音、干啰音、喘鸣音、呼吸气流减弱等均提示肺淤血,严重者表现为心源性哮喘。湿啰音多为细湿啰音,从肺底向上发展。部分心衰患者尽管存在肺淤血但由于机体的代偿可无湿啰音。

(4)浆膜腔积液:包括单侧(右侧居多)或双侧胸腔积液、腹腔积液、心包积液等都是液体潴留的形式。

(5)水肿:是最直观的评估容量负荷的体征,多为双下肢水肿或身体低垂部位水肿(长期卧床者)。肝脏或肾脏功能不全、低蛋白血症、下肢深静脉血栓或静脉瓣功能障碍、甲状腺功能减退症等疾病会加重水肿程度。长期卧床者发生身体低垂部位水肿时应注意水肿程度及范围。

体质量、尿量、液体净平衡能客观反映容量负荷的动态变化，短期体质量明显增加，尿量减少、入量大于出量（液体正平衡）提示液体潴留。血压下降、心率加快，可由容量超负荷引起的心衰加重所致，也可因有效循环血容量不足所致。可采用卧立位试验进行鉴别，患者平卧 2 min 测卧位血压和心率，待患者站立 1 min 以后再测立位血压和心率，如果收缩压显著下降（>20 mmHg，1 mmHg=0.133 kpa），则提示存在容量不足。

除此之外，对于急性心衰者，临床上还需评估低灌注表现。低灌注通常表现为血压低、四肢湿冷、脉压差减小等。急性心衰根据淤血和外周组织低灌注分为 4 型：干暖（无淤血，无低灌注）、干冷（无淤血，低灌注）、湿暖（淤血，无低灌注）和湿冷（淤血，低灌注），其中湿暖型最为常见。

（二）根据检查和化验辅助判断容量状态（第 2 步）

1. X 线胸片 X 线胸片可提供肺淤血、肺水肿及胸腔积液等信息，《中国心力衰竭诊断和治疗指南 2018》将 X 线胸片的推荐类别由 2014 年指南的Ⅱa 提高至Ⅰ类推荐。

2. 经胸超声心动图 是常见的无创性检查心血管结构和功能的方法，若平均的舒张早期二尖瓣血流速度峰值/二尖瓣瓣环速度峰值（E/e'）>14 提示左房压升高，可反映血液动力学淤血。另外，超声评估下腔静脉塌陷指数和下腔静脉宽度，也可以反应容量负荷状态。《中国心力衰竭诊断和治疗指南2018》在急性心衰部分指出：对血液动力学不稳的急性心衰患者推荐立即行超声心动图检查；对心脏结构和功能不明或临床怀疑自既往检查以来可能有变化的患者，推荐在 48 h 内进行超声心动图检查，床旁胸部超声检查可发现肺间质水肿的征象。

3. 生物标志物利钠肽 B 型利钠肽（BNP）或 N 末端 B 型利钠肽原（NT-pro BNP）是心肌细胞在容量、压力负荷增加时分泌的一种多肽。既往利钠肽主要用于心衰诊断和鉴别诊断，《中国心力衰竭诊断和治疗指南 2018》提出了利钠肽作为心衰筛查和预后评估的新用途。临床上，根据利钠肽进行容量评估时要动态个体化监测利钠肽水平。但需要注意的是，容量超负荷并不是利钠肽升高的唯一因素，容量负荷减轻后利钠肽不一定下降。

4. 血液浓缩指标 在治疗过程中血液浓缩指标，如红细胞比容、血红蛋白浓度、白蛋白水平、总蛋白水平、血钠等进行性升高，排除其他原因后，提示容量超负荷已纠正，甚或出现了容量不足。这些指标绝对值与容量负荷相关性差，动态监测指标变化趋势更有助于临床判断。

5. 肾脏功能指标 血肌酐、尿素氮是反映肾灌注和肾损害的指标，血尿素氮/血肌酐比值＞20∶1,尿钠、氯浓度降低,尿肌酐/血肌酐、尿比重或渗透压升高等均提示容量不足。

（三）行有创监测评估（第3步）

1. 测定中心静脉压　通过中心静脉置管监测中心静脉压可反映右心前负荷,简单、易操作。中心静脉压正常值范围为$5\sim12$ cmH$_2$O(1 cmH$_2$O＝0.098 kPa),易受左心功能、心率、心脏顺应性、瓣膜功能、肺静脉压、胸腔内压力等多种因素影响。监测中心静脉压应同时监测心输出量及组织灌注。要动态观察中心静脉压变化趋势,不能依据一次测量值判定。

2. 漂浮导管检查　漂浮导管检查可提供一系列的血流动力学信息,包括肺毛细血管楔压、肺动脉压、心输出量、中心静脉压等。低血压、容量状态判断困难时,可行漂浮导管检查。低血压伴肺毛细血管楔压＜14 mmHg,适当补液后,如果血压回升、尿量增加、肺内无湿啰音或湿啰音未加重,则提示存在容量不足。低血压伴心排血指数明显降低,肺毛细楔压＞18 mmHg,提示肺淤血。这个检查因有创性的特点不能在临床实践中常规应用。

3. 脉搏指示持续心输出量监测　脉搏指示持续心输出量监测是一种可在床旁进行的、持续、实时监测血流动力学的监测方法,可测定反映心脏前负荷和肺水肿的指标,其测定的容量性指标敏感性高于压力性指标,不受胸膜腔内压或腹腔内压变化的影响,但不能替代漂浮导管检查。2018年心衰指南推荐在血流动力学状态不清楚,病情严重而治疗效果不理想时考虑采用右心导管和肺动脉导管检查,急性心衰患者还可采用动脉内血压监测、肺动脉导管、脉搏波指示连续心排量等有创血流动力学监测方法。

二、血容量组分分析

血容量包括血浆容量和红细胞,心衰时分为三种情况:

（1）血浆容量增加,红细胞量减少（真性贫血）。

（2）血浆容量和红细胞量同时增加。

（3）血浆容量和组织间液增加,红细胞量正常（稀释性贫血）。有些慢性心衰患者不仅血浆容量增加,红细胞量也增多,过度利尿时加重红细胞淤滞,增加了血栓栓塞风险。核素标记示踪剂稀释法能够定量检测血浆容量和红细胞量,但操作烦琐,费用昂贵,临床应用较少。

任何一种评估方法都存在一定的价值和局限性,临床上选择容量评估方法应基于由简便到复杂、由无创到有创、由易到难的原则,少数病例需要结合多种评估方法,并根据临床指标的动态变化进行综合分析。

容量评估注意事项：

（1）每个指标评估容量负荷的能力不同。

（2）应权衡每个指标的敏感性和特异性，以及其他非容量或非心衰影响因素。

（3）注意指标的动态变化。

（4）临床评估步骤可随临床情况适当变动。

三、容量状态的评估时机

对于慢性心衰，容量管理关口应前移，随访时及时评估体液潴留情况，随时调整利尿剂剂量，目标是以最低有效利尿剂剂量维持"干体质量"，避免反复因症状加重住院。对于急性心衰，院前急救时应询问病史，检查心衰的体征，有助于准确识别和诊断急性心衰，判断病情严重程度，协助患者正确就诊。急诊室阶段尽快进行相关检查，评估容量状态，目的是对心衰患者进行分类，制定早期治疗方案。住院期间应动态个体化的监测容量状态，以评估治疗效果，调整治疗方案。出院时仍存在淤血症状或体征与患者的再住院率、死亡率的升高相关，是重要的预后指标，因此，出院前应评估容量状态。容量状态评估应贯彻整个诊疗和随访过程，动态评估容量状态，有助于及时调整容量管理策略，从而改善症状，降低再住院率。

四、营养评估

国外研究显示稳定性、急性失代偿性、重度心衰患者的营养风险或营养不良发生率分别为 16％～67％、22％～90％、90％，国内仅有少数且是小样本研究对心衰患者的营养状况做出了评估，发现其营养不良和（或）营养风险发生率为 30％～49％，这均充分说明心衰患者是营养风险的高发人群，主要原因可能有：炎症因子使机体处于高分解代谢状态，厌食因子及肠道水肿引起患者饮食量及营养吸收能力下降，肝脏功能障碍，胰岛素抵抗等。同时营养不良会使液体潴留、炎症反应进一步加重并激活神经内分泌因子，病情加重的同时又使营养不良进一步加重，形成恶性循环。

营养支持对于 AHF 患者的预后有着重要作用，可辅助支持其他治疗手段的成功应用，甚至可决定危重患者的预后。因此，重视监测心衰患者的营养风险并及时合理的综合诊治，使患者营养状态得到改善，将是防止心衰患者病情恶化及改善不良临床结局的关键。

营养筛查即是利用快速而准确的方式确定患者的营养状态，是营养诊疗的第一步,也是营养管理的首要环节。营养风险是指现存的或潜在的营养和代谢状况影响疾病或手术后临床结局的风险,也可理解为现存的或潜在的营养因素导致患者出现不良临床结局的风险。目前主要有三种常见的营养评估方式:单项营养评估指标、普适性营养评估工具、疾病特异性营养评估工具。

(一) 营养风险评估

1. 单项营养评估指标 即传统营养评估指标包括人体测量指标及血清标志物。其中人体测量指标主要有 BMI、皮褶厚度、中臂肌围、小腿围、握力,甚至水肿评估等,血清标志物主要有白蛋白、前白蛋白、胆固醇、转铁蛋白、淋巴细胞计数等。

单项营养指标在心衰患者营养评估中的运用情况和其他疾病患者类似,运用较早,但不准确、不全面,容易受到混杂因素干扰,尤其是心衰患者体液潴留导致的外周水肿、胃肠道淤血及炎症反应等状态较其他疾病患者更为严重,一旦受到混杂因素干扰,就难以平衡偏倚,很可能会造成营养不良患者的漏诊或误诊。因此,营养与饮食协会和美国肠内肠外营养协会(ASPEN)推荐使用 2 种或 2 种以上的指标进行多维度营养评估,ASPEN 在多维度营养评估方式中主要包括以下几项营养评估指标:能量摄入、体重、肌肉丢失情况、皮脂厚度、局部或者全身有无水肿(可能掩盖体重丢失状态)、功能状态(比如握力)。

2. 普适性营养评估工具 是最常见的多维度营养评估工具。一般来说,普适性营养评估工具主要包括营养筛查工具和营养评估工具两类。ASPEN 定义营养筛查为"识别与营养问题相关特点的过程,目的是发现个体是否存在营养不足和营养不足的危险"。

(1) 主要有以下几种常见的筛查工具:营养风险筛查 2002(NRS2002)、营养预后指数(PNI)、营养风险指数(NRI)和老年营养风险指数(GNRI)等。

NRS2002 被 ASPEN 和美国重症医学学会推荐为首选的营养风险筛查工具。NRS2002 主要包括营养风险初筛和营养风险最终筛查。营养风险初筛为营养风险评估的第一步,包括是否 BMI<18.5 kg/m^2 或 ALB<30 g/L、入院前 3 个月内的体重是否下降、入院前 1 周的食量是否下降及病情是否非常严重(患者的病情是否非常严重是根据主管医生的判断标准)四个方面,如果这四个方面中的任何一个问题的答案为一是,则进入第二步的营养风险最终筛查。

营养风险最终筛查包括营养损伤状况评分、疾病严重程度评分和年龄评分三部分,具体评分方法如下

① 营养受损状况评分

0 分:正常营养状态。

1分：轻度营养受损状况，3个月内体重下降＞5％；或最近一周内食量是平常的 50％～75％。

2分：中度营养受损状况，2个月内体重下降＞5％；或最近一周内食量是平常的 25％～50％；或 18.5 kg/m² ＜BMI＜20.5 kg/m² 并且总体状态不佳。

3分：重度营养受损状况，1个月内体重减轻＞5％（或 3个月内体重减轻＞15％）；或最近一周内食量是平常的 0％～25％；或 BMI＜18.5 kg/m² 并且总体状态不佳。

② 疾病严重程度评分

0分：正常营养需要量，无须额外补充。

1分：慢性疾病患者因急性发作或出现并发症而住院治疗，体质虚弱，但不需卧床，略需增加蛋白质需要量，但可以通过口服营养物质来补偿，如髋关节骨折、糖尿病、肝硬化、胆石症、COPD、长期血液透析、一般肿瘤等。

2分：需要卧床的患者，需相应增加蛋白质需要量，但仍可以通过营养支持得到恢复，如脑卒中、重症肺炎、血液系统恶性肿瘤、腹部重大手术后、计划进行腹部大手术者等。

3分：患者需给予机械通气支持或升血压药物治疗，此类患者因蛋白质需要量明显增加且不能为营养支持所完全弥补，但可通过营养支持方式减缓蛋白质分解，缓解负氮平衡状态，如颅脑损伤、危重症患者、APACHE 评分大于 10 分的 ICU 患者、骨髓移植等。

③ 年龄的评分：年龄≥70 岁，评 1 分。

上述三项评分的总和即为 NRS2002 总评分，最低分为 0 分，最高分为 7 分。以欧洲营养学会指南及 Kondrup 等的研究为标准，NRS 评分≥3 分者即为存在营养风险患者，需要给予营养支持治疗，且从营养支持中获益的机会大；NRS 评分＜3 分为无营养风险，暂时可不予营养支持治疗，此类患者需在其住院期间一周后再次进行营养风险评估。

（2）主要有以下几种常见的营养评估工具：微型营养评估量表（MNA）、主观全面评估量表（SGA）。营养评估和营养筛查相比，营养评估对营养问题的诊断更加深入，具有更好的临床应用价值。但营养筛查和营养评估所纳入的数据非常相似，并且均是营养管理的首要步骤。尽管营养筛查和营养评估存在一定区别，但在许多文献和研究中存在交替使用的情况。

目前普适性工具在心衰患者的营养评估中运用比较广泛，已得到初步认可。

普适性营养评估工具在心衰患者营养评估中不但能减少混杂因素干扰，

提高营养评估的准确性,而且保留了单项应用指标有效、简便、经济的特点。但普适性工具在心衰患者营养评估中存在着以下缺陷:① NRS2002、MNA等由主观和客观参数共同构成的营养评估工具中包含的人体测量及饮食评估指标,其准确性受心衰患者液体潴留、胃肠道淤血等情况特异性影响;且生物电阻抗法发现:即使疾病稳定期心衰患者,液体潴留的比例也远大于一般人群,其中包括隐性水肿,心衰患者的干体重测量难以实现;② GNRI、NRI等客观营养指数是结合白蛋白、淋巴细胞计数等实验室营养指标计算而得,但心衰患者机体的炎症反应会降低白蛋白、淋巴细胞计数等实验室指标水平,同时液体潴留也会引起实验室营养指标下降。

3. 疾病特异性营养评估工具

特异性营养评估工具是多维度营养评估工具,一般可由普适性营养评估工具改良而成,在保留普适性工具优点的同时增加疾病特异性条目,能提高营养评估的准确性,但目前在心衰患者营养评估中尚缺乏疾病特异性营养评估工具。

第三节 心力衰竭患者容量管理与营养管理的目标

一、容量管理的目标

急性失代偿性心衰的主要治疗目标是有效纠正容量超负荷,慢性心衰则是长期维持较稳定的正常容量状态。对于急性心衰容量控制的目标,可采用如下方法确定:

1. 将患者目前的体质量与干体质量做比较,将其差值作为减容目标。干体质量即出现淤血症状和体征前的体质量。

2. 通过尿量或液体平衡作为治疗目标

(1)如果评估容量负荷重,每日尿量目标可为 3 000～5 000 ml,直至达到最佳容量状态。

(2)保持每天出入量负平衡约 500 ml,体质量下降 0.5 kg,严重肺水肿者负平衡为 1 000～2 000 ml/d,甚至可达 3 000～5 000 ml/d。3～5 d 后,如肺淤血、水肿明显消退,应减少液体负平衡量,逐渐过渡到出入量大体平衡。慢性心衰容量控制目标以不出现短期内体质量快速增加或无心衰症状和体征加重为准。

二、营养管理的目标

1. 提供营养保障 对于心力衰竭患者,饮食营养是一种基本的支持治疗法,通过营养管理可提供患者能量和营养素,实现全面调节机体代谢及提高免疫力的目标。

2. 纠正营养不良 心力衰竭患者的营养不良常常是导致疾病迁延不愈、并发症发生、病死率增加的重要影响因素,合理的营养管理可一定程度上缓解和纠正患者营养不良的发生和发展。

3. 控制病情 合理的营养管理可有针对性地补充心力衰竭患者所缺乏的营养素(如强化维生素 C 等),有助于有效控制病情发展。

4. 防治并发症 通过有效的营养管理可有效控制电解质紊乱、痛风、血脂异常等。

第四节　心力衰竭患者容量管理与营养管理的措施

一、容量管理的措施

(一)液体和钠摄入管理

根据 2018 年心衰指南,轻度或稳定期心衰患者可不严格限钠和限水,但 NYHA Ⅲ~Ⅳ级心衰患者应限制钠摄入,钠摄入应<3 g/d,有助于控制淤血症状和体征,严重低钠血症(血钠<130 mmol/d)患者水摄入量应<2 L/d。对于急性心衰患者,淤血明显应限制饮水量和静脉输液速度。为减少水钠潴留和缓解症状,液体摄入量应控制在 1 500 ml 以内,不超过 2 000 ml,并保持出入量负平衡约 500 ml/d,严重肺水肿者负平衡应为 1 000~2 000 ml,肺淤血、水肿消退后逐渐恢复至出入量大致平衡。同时应限制钠摄入<2 g/d。难治性终末期心衰患者通常有明显的水钠潴留,推荐每日保持出量多于入量。

(二)患者教育

患者缺乏自我管理的知识和技巧是心衰患者反复住院的重要原因之一。出入量管理需要患者及其家属的配合。通过教育能提高患者的自我管理能力和药物依从性,有助于其生活方式的改善。主要内容需涵盖心衰的基础知识、症状的监控、药物治疗及依从性、饮食指导和生活方式干预等。

（三）利尿剂及新型利尿剂管理

治疗心衰的药物中,利尿剂能消除水钠潴留,有效缓解心衰患者的呼吸困难及水肿,改善运动耐量。恰当使用利尿剂是其他心衰治疗药物取得成功的关键和基础。慢性心衰患者,口服最小有效量利尿剂并长期维持。急性心衰或慢性心衰急性失代偿期患者,需静脉给予更高剂量的利尿剂。根据患者淤血的症状和体征、血压、肾功能选择起始剂量,根据患者对利尿剂的反应调整剂量,体重每天减轻 0.5～1.0 kg 为宜。一旦症状缓解、病情控制,即以最小有效剂量长期维持,并根据液体潴留的情况随时调整剂量。每天体重的变化是最可靠的监测指标。可教会患者根据病情需要(症状、水肿、体重变化)调整剂量。利尿剂开始应用或增加剂量 1～2 周后应复查血钾和肾功能。

1. 传统利尿剂　传统利尿剂主要有 3 类:袢利尿剂、噻嗪类利尿剂和保钾利尿剂。

（1）控制体液潴留首选袢利尿剂。袢利尿剂有 3 种:呋塞米、布美他尼和托拉塞米。最常用为呋塞米,呋塞米的剂量与效应呈线性关系。呋塞米口服剂型生物利用度个体间差异很大,肠道淤血时吸收差。无严重肾功能受损时,静脉呋塞米利尿作用相当于口服剂型的 2 倍(即静脉呋塞米 10 mg 相当于口服呋塞米 20 mg)。托拉塞米、布美他尼口服生物利用度更高,静脉和口服剂型药效相似。长期口服利尿剂者,急性期一般首选静脉应用呋塞米,剂量应大于平时每日剂量(推荐剂量为平时日剂量的 2.5 倍)。急性心衰或慢性心衰未使用过利尿剂且无肾功能不全的患者,首次可先静脉注射呋塞米 20～40 mg,或托拉塞米 10～20 mg,根据尿量再决定利尿剂剂量的增减。尽管研究显示,持续静脉泵入与间断静脉推注相比,在改善心衰症状、血肌酐水平、NT-pro BNP 水平、住院时间等方面并无差异,但理论上,持续静脉泵入的给药方式,利尿剂血药峰浓度低、肾功能恶化和神经内分泌激活风险低,作用时间长。

（2）噻嗪类利尿剂仅适用于有轻度液体潴留、伴有高血压且肾功能正常的心衰患者。常用药物有氢氯噻嗪、苄氟噻嗪、美托拉宗等。氢氯噻嗪起始剂量 12.5～25 mg,1～2 次/d,可根据血压、尿量增加至 50 mg,2 次/d,此时达到最大药物效应。肾功能中度损害时(肌酐清除率＜30 ml/min 时),噻嗪类利尿剂失效。

（3）保钾利尿剂作用强度最弱,包括醛固酮受体拮抗剂(螺内酯和依普利酮)和钠通道阻滞剂(氨苯蝶啶和阿米洛利)。在 2018 年心衰指南中并未作为利尿剂而作为神经内分泌抑制剂进行推荐。

利尿剂的使用过程中需警惕不良反应的发生：① 电解质丢失：利尿剂导致的低钾、低镁血症是心衰患者发生严重心律失常的常见原因；② 低血压：应注意区分容量不足和心衰恶化；③ 肾功能恶化和高尿酸血症等。

2. 新型利尿剂

中国心衰指南从 2014 版起增加推荐了一种新型的利尿剂——血管加压素 V2 受体拮抗剂，其代表产品为托伐普坦。2018 年心衰指南延续推荐，且将推荐级别从 Ⅱb 提升到 Ⅱa。托伐普坦对顽固性水肿或低钠血症者疗效更显著，推荐用于常规利尿剂治疗效果不佳、有低钠血症或有肾功能损害倾向患者。

其作用机制：血管加压素作用于肾脏集合管细胞基底膜侧的 V_2 受体，V_2 受体激活后上调水通道蛋白 2 表达，促进集合管的水重吸收，其非渗透性分泌增高是心衰容量负荷过重的重要机制之一。血管加压素 V_2 受体拮抗剂（普坦类药物）选择性地与位于肾脏集合管血管面的血管加压素 V_2 受体结合，导致水通道蛋白 2 从集合管顶端膜脱落，阻断水的重吸收，增加水排泄，故称为排水利尿剂。该类利尿剂以排水为主，水排出后，血浆渗透压增高，组织间液向血管内转移，这样既有利于消除器官组织水肿，也有助于维持血管内的容量稳定。托伐普坦不需要被分泌至肾小管腔内发挥作用，作用效率提高，也不依赖于血钠和白蛋白水平。

在中国心衰患者中开展的 Ⅲ 期、随机、双盲、安慰剂对照、多中心研究证实了对于常规口服利尿剂后仍有心源性水肿的心衰患者，常规治疗基础上联用托伐普坦 15 mg/d 可有效减轻体重，增加尿量，减轻充血体征，安全性良好。最近研究显示，加用托伐普坦优于呋塞米增量，在消除体液潴留的同时更好保护肾功能，早期加用托伐普坦并降低呋塞米的剂量可更好保护肾功能。

托伐普坦不良反应主要是口渴和高钠血症。慢性低钠血症的纠正不宜过快，避免血浆渗透压迅速升高造成脑组织脱水而继发渗透性脱髓鞘综合征。偶有肝损伤，应检测肝功能。

托伐普坦禁忌证有：低容量性低钠血症；对口渴不敏感或对口渴不能正常反应；与细胞色素 P4503A4 强效抑制剂（依曲康唑、克拉霉素等）合用；无尿等。

（四）利尿剂抵抗的处理和管理

容量管理中利尿剂抵抗是较棘手的问题，临床特点为心衰症状缓解不明显，住院心衰恶化率、出院后死亡率和再住院率升高。

1. 定义及诊断标准

利尿剂抵抗的定义：存在心源性水肿的情况下，大剂量利尿剂的利尿作用减弱或消失的临床状态，或尽管利尿剂剂量递增，仍无法充分控制液体潴留和淤血症状。

利尿剂抵抗诊断标准尚未统一,通常利尿剂抵抗是指每日静脉应用呋塞米剂量≥80 mg或等同剂量利尿剂,尿量<0.5~1.0 ml/(kg·h),或满足如下标准:

(1) 尽管使用了大剂量利尿剂(静脉应用呋塞米≥80 mg/d),仍持续存在淤血;

(2) 尿钠量/肾小球滤过钠量<0.2%;

(3) 每天口服呋塞米 320 mg,但 72 h 内尿钠排泄量<90 mmol。

心衰患者的临床特征和疾病严重程度、基线容量负荷状态、合并用药等个体间差异非常大,这些因素都影响利尿剂反应性。不建议仅根据一次利尿剂反应性定义利尿剂抵抗,应在利尿治疗期间连续监测液体出入量、体质量、电解质、肾功能、淤血症状体征的变化。

2. 影响利尿剂反应性的临床因素

(1) 可纠正的因素:① 未坚持服用利尿剂或钠摄入过多。② 低钠血症。③ 低蛋白血症。④ 低血压。⑤ 药物相互作用:非甾体抗炎药抑制前列腺素合成,减少肾脏血流量,降低利尿剂在肾小管中的浓度,导致利尿作用减弱。与呋塞米有相同转运途径的药物(如丙磺舒、青霉素等)损害有机阴离子转运体使呋塞米分泌不足,在 Henle′s 袢中的浓度降低,达不到有效治疗剂量。⑥ 感染:如肺部感染。⑦低氧血症。

(2) 肾功能受损:严重心衰患者多有不同程度的肾功能损害,进行性肾结构及功能损害导致水钠潴留。

(3) 心衰加重:严重心衰时胃肠低灌注、淤血,会导致口服利尿剂吸收延迟、吸收率降低,需增加剂量或改为静脉用药才能达到利尿目的。

3. 利尿剂抵抗的处理

(1) 增加袢利尿剂量。

(2) 静脉推注联合持续静脉滴注,可避免因为袢利尿剂浓度下降引起的钠重吸收。

(3) 2 种及以上利尿剂联合使用,如在袢尿剂基础上加噻嗪类利尿剂,也可加用血管加压素 V_2 受体拮抗剂。

(4) 应用增加肾血流的药物,如小剂量多巴胺,改善利尿效果和肾功能提高肾灌注,但益处不明确。

(5) 纠正低血压、低氧、酸中毒、低钠、低蛋白、感染等,尤其注意纠正低血容量。

（6）超滤治疗。

（五）其他药物治疗管理

1. 多巴胺

小到中等剂量[2~5 $\mu g/(kg \cdot min)$]多巴胺,具有兴奋肾血管多巴胺受体,引起血管扩张,增加肾脏血流量,提高肾小球滤过率的作用。部分研究显示多巴胺与利尿剂联用可明显增加尿量,改善肾功能,但未在较大型随机对照研究中获得证实,可能与多巴胺血药浓度的个体间差异有关。心衰越重,患者对多巴胺反应性越低,需应用更大剂量才可增加肾脏血流,降低肾血管阻力。

2. 血管扩张剂

血压正常的心衰患者,静脉应用小剂量硝普钠、硝酸甘油等血管扩张剂也可增加肾脏血流量,具有增强利尿的作用,但此用法的循证医学证据尚不充足。

3. 重组人脑钠肽

重组人脑钠肽不仅增强尿钠排泄、抑制交感兴奋和肾素血管紧张素醛固酮系统激活、抗增殖、扩张动、静脉血管,而且能改善肾血流动力学,具有加强利尿的作用。尽管随机对照研究未显示重组人脑钠肽改善心衰症状、增加尿量、改善肾功能、降低死亡率或再住院率等临床获益,但常规利尿剂效果不佳者,仍建议尝试使用以改善利尿效果,缓解心衰症状,可与祥利尿剂或托伐普坦联合应用。

（六）非药物治疗与管理

《慢性心力衰竭处理指南》推荐利尿剂为急性失代偿性心力衰竭的一线治疗,利尿治疗能够部分缓解淤血症状,但常不能充分纠正液体潴留,约半数患者出院时仍残存不同程度的淤血表现,这是导致反复因症状复发而住院的主要原因,3个月再住院率高达24%~31%。2018年心衰指南推荐高容量负荷如肺水肿或严重外周水肿,且存在利尿剂抵抗的患者可考虑进行超滤治疗。难治性终末期心衰患者通常有明显水钠潴留和电解质紊乱,容易合并利尿剂抵抗。推荐床旁超滤治疗,以减轻液体潴留。

1. 超滤治疗的优势

超滤治疗在解决容量负荷方面具有独特优势,能可控地清除体液,更多地排出钠,具有良好的血流动力学效应,不造成电解质紊乱,不激活神经内分泌系统,并可恢复部分患者的利尿剂疗效。体外超滤机械性脱水,可根据患者的实际液体负荷状态决定脱水速度和总量。有学者将超滤称为纠正钠水负荷的"金标准"。体外超滤直接从血浆抽出水和电解质,形成与血浆晶体渗透压相等的超滤液,而各种利尿剂均产生低张尿,尿钠浓度低于血浆。因此,排出等量的体液时超滤的排钠量更多,排钠作用优于利尿剂。

2. 超滤治疗的适应证

(1)心力衰竭伴利尿剂抵抗或利尿剂缓解淤血症状效果不满意的患者。

(2)心力衰竭伴明显液体潴留的患者,即有下肢或身体下垂部位凹陷性水肿同时具备以下2项或以上的患者:① 劳力性呼吸困难、阵发性夜间呼吸困难或端坐呼吸;② 肺部湿啰音;③ 淤血性肝肿大或腹水;④ 颈静脉怒张>10 cm;⑤ X线胸片示肺淤血、肺水肿或胸腔积液。

(3)因近期液体负荷明显增加,导致心力衰竭症状加重的患者。

3. 超滤治疗禁忌证

(1)收缩压≤90 mmHg,且末梢循环不良。

(2)肝素抗凝禁忌证。

(3)严重二尖瓣或主动脉瓣狭窄。

(4)急性右心室心肌梗死。

(5)需要透析或血液滤过治疗。

(6)全身性感染,有发热、全身中毒症状、白细胞升高等。

4. 超滤治疗的时机 近年来的研究倾向于对CHF患者早期开始超滤治疗,不必等到利尿剂治疗无效后。特别是左心衰竭呼吸困难症状严重的患者,超滤可定时定量地清除过剩体液,比利尿剂更可靠,能迅速改善症状,为救治赢得时间。当病情进展到药物治疗无效的顽固性心力衰竭阶段或严重心肾综合征,将超滤作为一种"补救性"治疗措施,患者将难以获益。

5. 特殊临床问题 低钠血症是CHF患者常见的电解质紊乱,超滤治疗本身虽不能纠正低钠血症,但其在降低容量负荷的同时,根据临床需要经肠道或静脉补充氯化钠是纠正低钠血症的可行方法。超滤脱水可以消除补钠引起液体负荷增加的顾虑。补钠期间应检测血钠浓度,避免发生高钠血症。

对于合并低蛋白血症的患者,血浆胶体渗透压降低会增加超滤时发生低血压的风险。超滤直接从血浆中清除体液,作为代偿机制,组织间隙的液体同步向血管内回流移动,这个回流速度称为血浆再充盈率(plasma refill rate, PRR),通常成年人PRR在500 ml/h以上。促使液体从组织间隙流向血管内的主要动力是血浆胶体渗透压,治疗期间超滤速度和PRR的动态平衡决定了血浆容量的变化。对于低蛋白血症患者在超滤治疗过程中,补充白蛋白可提高PRR,促进血管外液体向血管内回流,有助于防止低血容量的发生。

CHF 伴低血压状态的患者,如收缩压≤90 mmHg(1 mmHg＝0.133 kPa),且末梢循环良好,对血管活性药(如多巴胺)反应敏感者,应在密切观察血压和心率的情况下进行超滤治疗,超滤速度控制在 200 ml/h 以内。

超滤治疗期间不提倡同时使用袢利尿剂,结束后可根据临床情况选择利尿剂的种类和剂量。利尿剂抵抗或利尿效果差的患者,在超滤治疗期间对利尿剂的反应性可能恢复,此时如果仍使用较大剂量利尿剂,尿量会骤然增多,液体出量难以预测,增加低血容量和低血钾的风险。

6. 超滤治疗的终点　超滤治疗的目标是纠正容量超负荷,使患者体液容量恢复正常,缓解淤血症状和体征。超滤治疗终点需综合淤血症状和水肿的缓解程度、超滤总量、中心静脉压(CVP)、红细胞压积(HCT)等指标进行判断。

7. 超滤治疗实施规范

(1) 超滤治疗前,应明确心力衰竭诊断,评估患者液体负荷状态,明确超滤治疗的适应证和禁忌证。获取患者基线体重和实验室检查资料(血常规、凝血指标、电解质、肾功能等)。向患者或家属解释操作和治疗过程,患者可以在病床上活动,保持舒适体位。

(2) 超滤治疗期间需监测血压、心率、呼吸和经皮血氧饱和度,必要时检测 CVP。

(3) 选 8Fr 或更大的双腔中心静脉导管,做股静脉或颈内静脉穿刺置管。满足治疗过程中流量不低于 90 ml/min。外周静脉条件良好的患者,也可采用 16 G 或 18 G 静脉留置针,经头静脉、肘正中等浅表静脉建立体外循环。同时建立静脉输液/药物通道。

(4) 体外循环管路和滤器用 500 ml 生理盐水＋5 000 U 普通肝素进行预冲,充分排出气体和浸泡滤器,避免空气残留,以延长滤器使用寿命。预冲时间≥30 min。

(5) 在血液进入管路前启动抗凝治疗,可采用普通肝素或低分子量肝素抗凝。普通肝素负荷量为 1 500～3 000 单位,初始维持量 500 U/h,保持 Am 在正常值的 1.5～2.5 倍或 65～85 S,或 ACT 180～220 S。每 4～6 h 测定 APTT,据此调整肝素剂量。也可采用低分子量肝素抗凝,如依诺肝素首剂量 75～100 U/kg,于治疗前 30 min 静脉(不可皮下)给药,每 6～8 h 追加首剂的半量,不必监测 APTT。年龄超过 70 岁或血肌酐升高者,应适当减量。

(6) 初始血泵流量 30 ml/min,根据压力判断静脉导管能否满足流量要求,并相应调整速度。初始超滤速度为 200 ml/h,根据病情、患者反应、液体负荷状态和脱水计划作后续调整。

（7）治疗期间血液动力学应保持稳定。治疗第 1 h 内每 15 min 检测血压和心率,之后每小时检测 1 次。每 4 h 测量体温 1 次。如血压持续下降(收缩压<90 mmHg)、心率加快,应降低超滤速度,必要时药物干预。仍不能维持血压时,暂停或中止超滤治疗。

（8）定时观察、记录和评估呼吸困难、肺部啰音、水肿程度等指标的变化,判定淤血症状和体征的缓解程度和治疗终点,达到治疗终点后停止治疗。结束超滤时用尽可能少的生理盐水完成体外循环管路回血,心力衰竭超滤专用管路加滤器总容积为 65 ml,通常 100 ml 生理盐水就能完成回血。

（9）记录每小时尿量。

（10）密切注意穿刺点、皮肤黏膜、消化道等部位的出血情况。

（11）在治疗观察表上,按时间顺序记录呼吸困难等主要症状、生命体征、超滤量、液体出入量、压力参数、血泵和超滤速度等。

（12）超滤治疗结束后或治疗过程中,每 24 h 复查血常规、电解质和肾功能等必要的实验室检查指标。

心力衰竭专用超滤设备为纠正水钠潴留提供了可靠的工具,能够快速缓解症状,降低再住院率,显示了良好的临床应用前景。但有关超滤治疗 CHF 仍有诸多问题有待解决,如最适指征和开始治疗的最佳时机,何种类型的 CHF 患者从中获益最大,影响超滤治疗远期预后的因素等。还需要更多、更大样本量的临床研究及临床经验的总结来回答。

二、营养管理措施

（一）概述

心力衰竭发生后由于全身代谢的改变,加上机体消耗的增加,使得心力衰竭患者很容易出现营养不良,而营养不良反过来又能加剧心力衰竭的进展,形成恶性循环,导致预后不良。良好的饮食行为干预可改善心力衰竭的病理过程,从而促进临床康复,提高患者的生活质量和降低远期病死率。

心脏的收缩及舒张需要能量,心脏将储存在脂肪酸和葡萄糖中的化学能转为肌纤维中肌动蛋白－肌球蛋白相互作用的机械能。心肌能量代谢过程大致分为能量的产生、能量的储存和运送及能量的利用 3 个阶段。心肌能量代谢障碍是心力衰竭早期收缩力降低的机制之一,也是日后心肌纤维化、心肌细胞数量减少的重要因素。心力衰竭患者往往因存在胃肠道淤血而导致食欲减退,进而发生营养物质的吸收障碍,极大地影响心肌的能量代谢,如此形成恶性循环。心力衰竭患者因营养摄入不足和营养消化吸收不完全导致的营养不良及进一步发展成恶病质在临床上已逐渐得到认识。越来越多的研究者开始关注心力衰竭患者的饮食习惯及营养摄入情况。

（二）营养管理措施

1. 评估能量需求　注册营养师（RDN）需要对成人心力衰竭患者评估能量需求，评估 NYHA 心功能分级、生化数据、医学检查和药物使用，以营养为主的体检结果，以及患者的食物和相关历史等，并制定营养保健计划。根据营养保健方案，RDN 应该评估者每日钠和液体摄入量、餐厅膳食摄入量与家庭准备的膳食、新鲜食物与加工食品的使用量、记录的每日体重、以营养状况为主的体格检查以及当前的社会支持。在审查生化数据时，应特别注意血尿素氮（BUN）和肌酐值。

2. 测量静息代谢率　如果间接热量测量法可用，RDN 应测量静息代谢率（RMR），以估算心力衰竭成年患者的总能量需求。使用间接热量测量法测 RMR 比用预测方程估计 RMR 更准确。

3. 估算总能量　需求用 RMR 乘以活动系数估算成人心力衰竭患者的总能量需求。膳食参考摄入量的身体活动水平表示的是总能量消耗与基础能量消耗的比率，分为久坐不动、低活动量、活动的和非常活跃的。身体活动系数为：久坐不动：1.0～1.4（不含 1.4）；低活动量：1.4～1.6（不含 1.6）；活动的：1.6～1.9（不含 1.9）；非常活跃的：1.9～2.5（不含 2.5）。

4. 个体化能量摄入　对于成人心力衰竭患者，RDN 应该提供个体化能量摄入，满足总估计的能量需求和静息代谢率 RMR（测量或估计），然后乘以维持体重的身体活动系数，以防体重进一步增加或减少，以及预防分解代谢。

5. 肥胖心力衰竭患者的减重　对于同样患有心力衰竭的肥胖患者，一旦患者被认为是体重稳定和容量稳定的（即钠、液体和药物使用），RDN 可以考虑是否减重。通过健康的饮食干预或身体活动来有目的的减肥，以改善与健康相关的生活质量或管理合并症，如糖尿病、高血压或睡眠。

6. 个体化蛋白质摄入　对于患有心力衰竭的成年人，RDN 应将蛋白质摄入量个体化，规定每天至少摄入蛋白质 1.1 g/kg 实际体重，以防分解代谢。研究报告指出，在正常营养或营养不良的心力衰竭患者中，每日摄取蛋白质（1.1～1.4）g/kg 实际体重会产生正氮平衡，而每天摄取蛋白质（1.0～1.1）g/kg 实际体重会导致负氮平衡。

7. 钠和液体摄入的个体化　对于成人心力衰竭患者，RDN 应将钠和液体的摄入量个体化，钠摄入量在（2 000～3 000）mg/d，液体量在（1～2）L/d。

8. 个体化的身体锻炼计划　除非在医学上禁忌,否则 RDN 应鼓励成人心力衰竭患者的个体化身体锻炼计划。对于能参加改善功能状态活动的心力衰竭患者来说,定期的体育锻炼是安全有效的。心脏康复可以用于临床稳定的心力衰竭患者,以提高运动耐力、改善与健康相关的生活质量,降低病死率。

9. 进行自我护理教育　对于心力衰竭患者,RDN 应该进行自我护理教育,尤其是对于能量和蛋白质摄入量、钠和液体摄入量、身体活动、自我监测体重和症状等方面。成人心力衰竭患者应接受特定教育以促进心力衰竭的自我护理。

10. 医学营养治疗的协助护理及跨学科医疗团队合作　对于心力衰竭患者,RDN 应对其实施心力衰竭的医学营养治疗(MNT)。每位心力衰竭患者都应该有一个明确、详细和循证的护理计划,该护理计划应定期更新,并随时提供给患者的医疗团队成员。有关心力衰竭患者的维生素、矿物质和草药补充剂等应用问题应咨询跨学科医疗团队。

11. 监测和评估 MNT 对心力衰竭的有效性　RDN 应监测和评估心力衰竭患者的以下方面,以确定 MNT 的有效性:

(1) NYHA 心功能分级,用以描述症状的严重程度和运动不耐受;

(2) 生化数据、医学检验和药物使用,特别注意 BNP、肌酐、BUN、钠和钾水平;

(3) 以营养状况为主的体格检查,重点是监测体重、水肿、呼吸短促和恶病质;

(4) 个人史;

(5) 食物和营养相关的历史,重点是钠和液体的依从性、早期饱腹感、改变的味觉、饮食环境、健康食品的获取和餐馆用餐的频率。

第五节　心力衰竭患者容量管理与营养管理的方案

一、容量管理方案

(一) 慢性心衰患者

慢性心衰患者应在出现液体潴留的早期应用利尿剂。通常从小剂量开始应用,逐渐增加剂量至淤血症状和体征改善,待病情控制(肺部啰音消失、水肿消退、体质量稳定)后,即以最小有效量长期维持,并根据液体潴留情况随时调整剂量,目标是以最低有效利尿剂剂量维持"干体质量"。心衰时最早出现血流动力学淤血,即中心静脉压和心室充盈压增高,临床淤血相对延迟出现,一旦发生临床淤血则容量超负荷已经非常明显。因此临床上要将慢性心衰患者的容量管理关口前移,早期监测到血流动力学淤血并采取去除容量超负荷的措施,进而避免慢性心衰患者症状加重而反复住院。慢性心衰患者发生容量超负荷则很快进入失代偿期,应尽早就医评估病情,必要时住院治疗。

(二)急性新发心衰或慢性心衰急性失代偿期患者

首先判断患者总体容量状态,结合血压水平、外周组织灌注情况决定容量管理方案,启动容量管理流程。需要动态评估容量状态,及时改变容量管理目标。去除容量超负荷的治疗过程中,如果出现以下情况,需重新评估容量状态:

1. 已经完全去除淤血症状和体征(确定去除淤血需满足:颈静脉压 <8 cmH$_2$O,无端坐呼吸,基本无外周水肿);

2. 已达到最佳干体质量状态;

3. 开始利尿剂治疗后血肌酐水平持续高于基线 1.0 mg/dl;

4. 患者血流动力学持续不稳定。

此外,在静脉应用利尿剂治疗结束后,分为以下两种情况:其一,已达到理想干体质量,且血肌酐稳定无进行性升高,可开始口服袢利尿剂并保持总液体平衡,同时加用纠正心衰的标准化药物治疗;其二,无容量超负荷情况下,血肌酐升高、血流动力学不稳定,则需要暂停利尿剂,直到血肌酐水平稳定至少 12 h 后开始口服利尿剂治疗。如果血肌酐持续升高或血流动力学持续不稳定,则可考虑适当补液。

二、营养管理方案

CHF 营养处方要根据 CHF 患者生理、心理特点及病理、病情制订特定的膳食处方并通过适宜的途径给予,以达到改变其营养状况并纠正营养失衡,增强机体抵抗力,促进组织修复,达到辅助治疗的目的。

(一)CHF 医学营养治疗的原则

1. 食物多样化,粗细搭配,平衡膳食。在符合膳食处方治疗原则的基础上要照顾到 CHF 患者的饮食习惯,做到食物品种多样化,烹饪方法多样化,食物以软、烂、细为主,保护消化道黏膜屏障功能。

2. 根据患者的病史、合并症、现有治疗措施、膳食摄入和膳食习惯情况、体检和生化检查等开出个体化的膳食处方。

3. 保持水、电解质平衡。

4. CHF 体重控制标准建议 BMI<30 kg/m²,不宜以正常人体重标准,研究证据表明,CHF 患者 BMI 低者病死率增加。

5. 临床、护理和营养支持三位一体。

6. 重视随访,及时根据患者机体营养状况和治疗措施的变化进行膳食处方的修正。

(二) CHF 营养处方制订

对 CHF 患者进行全面营养评估之后,制订个体化的营养处方。营养处方制订要素有:食物的品种(按照能量和营养素的要求选择)、食物的量、频次(每天把总量分为 3 餐)。具体可根据如下各个方面来制订 CHF 营养处方:

1. 能量选择:需要适当的能量,既要控制体重增长,又要防止心力衰竭相关营养不良发生。CHF 患者的能量需求取决于目前的干重(无水肿情况下的体重)、活动受限程度以及心力衰竭的程度,一般给予 25～30 kcal/kg 理想体重的能量。对于 BMI>40 kg/m² 者,低能量平衡膳食(1 000～1 200 kcal/d)可以减少心脏负荷,有利于体重减轻。通常情况下,碳水化合物占总能量 50%～55%,蛋白质占总能量 15%～20%,脂肪占总能量 20%～30%。严重心力衰竭患者,应按照营养风险评估的结果,进行积极的肠内肠外营养支持,以防止心脏病恶病质发生。

2. 水、电解质摄入建议:钠 2～3 g/d,水<2L/d。有研究提示,对于 CHF 患者 3 g/d 钠饮食再住院率优于 2 g/d 钠饮食患者,包括血浆 BNP、血肾素、醛固酮水平均降低。若使用利尿剂者则可适当放宽。由于摄入不足、利尿剂应用等易导致钾丢失出现低钾血症,应摄入含钾高的食物,同时应注意补镁。CHF 合并慢性肾病则应选择含钾、镁低的食物。另外可给予适量的补钙,对 CHF 治疗有积极的意义。

3. 低脂肪、低饱和脂肪膳食:膳食中脂肪提供的能量应不超过总能量的 30%,其中饱和脂肪酸不超过总能量的 10%,尽量减少摄入肥肉和奶油,尽量不用椰子油和棕榈油。每天烹调油用量控制在 20～30 g。

4. 尽可能减少反式脂肪酸的摄入,控制在不超过 1%总能量。少吃含有人造黄油的糕点、含有起酥油的饼干和油炸油煎食品。

5. 摄入充足的多不饱和脂肪酸(总能量的 6%～10%),n-6/n-3 多不饱和脂肪酸比例适宜(5%～8%/1%～2%),即 n-6/n-3 比例达到 4:1～5:1。适量使用植物油(每人每天 25 g),每周食用鱼类 2～3 次,每次 150～200 g,相当于 200～500 mg EPA 和 DHA。素食者可以通过摄入亚麻籽油和坚果获取 α-亚麻酸。提倡从自然食物中摄取 n-3 脂肪酸,不主张盲目补充鱼油制剂。建议每天从海鱼或者鱼油补充剂中摄入 1 g n-3 脂肪酸。因 n-3 脂肪酸可以降低高 TG 水平,预防房颤,并可能降低心力衰竭病死率。

6. 适量的单不饱和脂肪酸,占总能量的 10% 左右。适量选择富含油酸的橄榄油、玉米油、茶油、米糠油等烹调用油。

7. 低胆固醇膳食胆固醇摄入量不应超过 300mg/d。限制富含胆固醇的动物性食物,如肥肉、动物内脏、蛋黄、鱼子、鱿鱼、墨鱼等。富含胆固醇的食物同时也富含饱和脂肪,选择食物时应一并加以考虑。

8. 摄入足量膳食纤维,每天摄入 25～30 g,从蔬菜水果和全谷类食物中获取。

9. 摄入足量新鲜蔬菜(400～500 g/d)和水果(300～400 g/d),包括绿叶菜、十字花科蔬菜、豆类、水果,可以减少冠心病、脑卒中和高血压的患病风险。服用华法林药物者应保持绿叶蔬菜量的总平衡。

10. 充足的优质蛋白质,应占总蛋白的 2/3 以上。

11. 适当补充 B 族维生素。由于饮食摄入受限、使用强效利尿剂以及年龄增长,心力衰竭患者存在硫胺素缺乏的风险。摄入较多的膳食叶酸和维生素 B_6 与心力衰竭及脑卒中死亡风险降低有关,同时有可能降低高同型半胱氨酸血症。

12. 戒烟、限酒。

第六章　心力衰竭患者的运动康复管理

第一节　运动康复的益处

一、运动康复的意义

慢性心力衰竭（chronic heart failure，CHF）是所有心脏疾病的终末期表现，严重影响患者的生活质量，致残率、死亡率高。20世纪70年代末以前，对所有阶段的CHF患者均要求卧床休息和限制体力活动。疾病急性期限制体力活动和卧床休息是有益的，但病情稳定后，再长时间的休息或限制活动易导致骨骼肌的萎缩、运动耐力的进一步下降、一些并发症出现。1990年，第一篇关于运动训练（exercise training，ET）对CHF患者有效的文章发表，医学界逐渐开始改变了这种观念。2013年美国心脏病学会基金会（ACCF）/AHA《心力衰竭管理指南》把运动康复列为慢性稳定性心力衰竭患者Ia类推荐。2014年《慢性稳定性心力衰竭运动康复中国专家共识》发表。国内外权威指南均指出：心脏运动康复可降低CHF患者的病死率，减少反复住院次数和缩短住院时间，改善患者运动耐力及生活质量。CHF患者运动康复的安全性和有效性越来越受到心脏病学界的重视，目前对于慢性稳定性心力衰竭患者，只要能运动，运动治疗就成为必需。

二、运动康复对CHF患者的影响

（一）改善患者心血管病的危险因素

血脂、血压、血糖异常、不良情绪、吸烟、肥胖等都是心血管病的危险因素。荟萃分析结果显示，经过运动训练后：高密度脂蛋白平均升高25 mg/dl；血压降低3.4/2.4 mmHg；糖化血红蛋白平均下降0.8%，焦虑、抑郁等负性情绪明显减少。另外，ET可提升戒烟率；ET结合生活方式改善，1年内可平均减少体重6.7 kg。

（二）改善患者的心肺功能

CHF 患者主要表现是泵功能障碍，心脏储备功能降低。ET 可以使 CHF 患者心脏射血增加，储备能力提高。血液循环改善后，经血液运输至外周的氧气增加，肌肉摄氧和利用氧的能力得到提高，使有氧代谢能力提高，从而无氧阈值提高、峰值摄氧量增加，患者的整体心肺功能得以改善，生活质量明显提高。

（三）改善患者的肌肉力量

外周肌肉力量和耐力不足是 CHF 患者活动能力下降的另一原因。肌肉力量训练能改善 CHF 患者肌肉收缩力、运动耐力、肌肉量、骨密度，预防废用综合征，降低受伤的风险，使患者能早日生活自理而改善生活质量。

（四）改善 CHF 患者的心理

CHF 患者由于长期治疗、反复住院等因素，严重影响其正常生活，随之可能出现焦虑、抑郁等负性情绪，生活质量严重下降。ET 能提高患者的运动能力、消除身体疲劳，增加睡眠，其负性情绪得到改善。

第二节　开展运动康复的条件

一、场所要求

心力衰竭患者运动康复的场所应选择在综合医院心脏康复中心、康复科，康复医院以及心脏专科医院的心脏康复科。场地可因地制宜，但必须具备运动试验测试区、运动训练区、抢救区、休息区，以及用于对患者进行运动宣教及运动处方讲解的综合区。

二、工作人员要求

心脏康复团队中的核心人员包括：临床医师、护士、运动康复师、营养咨询师、心理治疗师。因 CHF 患者运动康复存在一定风险，因此，对从事 CHF 运动康复的医师必须具有以下要求：拥有执业医师资格，有较高的疾病管理能力；能熟练掌握 CHF 患者运动试验及康复训练的适应证和禁忌证以及终止运动指征，能准确、恰当地进行危险分层；熟练掌握各仪器设备的操作流程及方法，对运动试验及运动康复中出现的异常情况能及时正确处理；能正确解读运动试验的相关数据，根据试验结果开具合适的、个体化运动处方，并能顺利实施运动计划。核心人员必须具备急救技能，同时应有总结与科研能力，积累有益数据，促进 CHF 运动康复发展。

三、设施要求

运动康复设施包括设备和药物两方面。

（一）设备

设备包括评估设备、运动监护设备、运动训练设备、急救设备。

1. 评估设备　心肺运动测试仪、运动平板、计算机等。

2. 运动监护设备　遥测心电图监护仪、血压计、指脉氧监测仪。

3. 运动训练设备　有氧训练设备（跑步机、踏车等），抗阻训练设备（上肢肌群力量训练器、下肢肌群力量训练器、多功能力量训练器、弹力带、哑铃等）。

4. 急救设备　除颤器、心电血压监护仪、气管插管导管、喉镜、导引钢丝、5 ml 注射器、开口器及牙垫、电极片若干、简易呼吸气囊、管道氧气。

（二）抢救药品

抢救药品包括肾上腺素、异丙肾上腺素、阿托品、利多卡因、胺碘酮、去乙酰毛花苷（西地兰）、多巴胺、多巴酚丁胺、尼可刹米、洛贝林、5％碳酸氢钠、甘露醇、呋塞米、硝酸甘油等。

第三节　运动康复分期与流程

一、运动康复分期

心脏康复是一项全程、全面、持续性医疗服务模式。总体上分三期，即Ⅰ期康复（院内康复期）、Ⅱ期康复（门诊康复期）、Ⅲ期康复（院外长期康复）。

Ⅰ期康复对象为慢性心力衰竭不稳定期呈急性发作，待患者病情平稳、整体评估后，达到运动康复条件的患者。需由一名康复师在密切监护下完成一名患者的运动康复过程。患者无不适，逐渐增加患者活动的级别。此阶段的康复以健康教育、床上/床边康复活动为主，主要进行肢体躯干活动、肌力和呼吸训练。

Ⅱ期康复对象为 NYHA Ⅰ～Ⅲ级稳定性心力衰竭患者，在出院前对患者进行心肺运动试验或 6 分钟步行试验，结合其病史、用药情况、实验室检查结果以及个人的运动习惯等对其进行评估，根据评估结果，制订运动处方。对于中高危患者必须在有康复条件的医院内、且在专业的康复师监护下进行康复训练。中低危者可以借助医疗技术对患者实施家庭监测。低危患者建议在家中进行运动康复。此阶段的任务是：评估运动能力、筛查运动训练禁忌证、实施运动处方等。

　　Ⅲ期康复是门诊康复的延续,对象是完成了Ⅰ期和Ⅱ期的运动康复的患者,且未出现任何不良事件,即可给予Ⅲ期家庭运动康复。家庭运动康复期间康复医师给予电话随访,患者进行门诊随访或移动医疗设备反馈运动康复的情况。此阶段主要任务是维持现有的健康状态,并定期接受康复随访。

二、运动康复流程

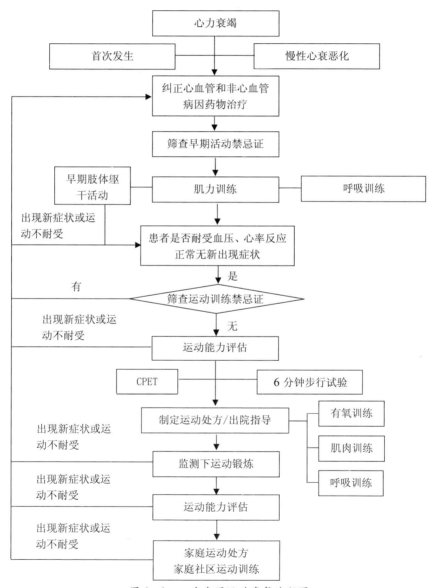

图 6-1　心力衰竭运动康复流程图

第一节 运动康复评估

一、运动康复的适应证与禁忌证

（一）运动康复的适应证与禁忌证

CHF 患者运动康复存在一定风险，必须严格把握运动康复适应证与禁忌证。NYHA 心功能Ⅰ～Ⅲ级的稳定性 CHF 患者均可考虑接受运动康复治疗。但需严格遵守运动试验与训练的禁忌证（表 6 - 1）。

表 6 - 1 CHF 患者运动试验与训练的禁忌证表

（A）运动测试与训练禁忌证	（B）运动训练禁忌证	（C）运动训练可以增加风险
急性冠状动脉综合征早期（2 天内）	近 3～5 天静息状态进行性呼吸困难加重或运动耐力减退	过去 1～3 天内体重增加＞1.8 kg
致命性心律失常	低功率运动负荷下出现严重的心肌缺血（代谢当量＜2，或负荷＜50 W）	正接受间断或持续的多巴酚丁胺治疗
急性心力衰竭（血流动力学不稳定）	未控制的糖尿病	运动时收缩压降低
未控制的高血压	近期栓塞	NYHA 心功能分级Ⅳ级
高度房室传导阻滞	血栓性静脉炎	休息或劳力时出现复杂性室性心律失常
急性心肌炎和心包炎	新发心房颤动或心房扑动	仰卧位时静息心率≥100 次/分
有症状的主动脉狭窄		存在限制运动耐力的合并症
严重肥厚型梗阻性心肌病急性全身性疾病心内血栓		

（二）运动危险分层标准

根据 CHF 患者运动试验与训练的禁忌证，对符合运动康复标准的患者，必须按美国心脏协会危险分层标准（表 6 - 2）进行分层，并按要求进行监管及心电、血压监护。

表6-2 美国心脏协会危险分层

危险级别	NYHA心功能分级	运动能力	临床特征	监管及心电图血压监护
A	Ⅰ级	＞6METs	无症状	无须监管及心电图、血压监护
B	Ⅰ或Ⅱ级	＞6METs	无心力衰竭表现； 静息状态或运动试验≤6METs时无心肌缺血或心绞痛； 运动试验时收缩压适度升高； 静息或运动时出现阵发性或持续性室性心动过速； 具有自我调节运动强度能力	只需在运动初期监管及心电图、血压监护
C	Ⅲ或Ⅳ级	＜6METs	运动负荷＜6METs时发生心绞痛或缺血性ST段压低； 收缩压运动时低于静息状态； 运动时非持续性室性心动过速； 有心脏骤停史,有可能危及生命	整个运动过程需要医疗监督指导和心电图、血压监护,直至确立安全性
D	Ⅲ或Ⅳ级	＜6METs	失代偿心力衰竭； 未控制的心律失常,可因运动而加剧病情	不推荐以增强适应为目的的活动,应重点恢复到C级或更高级,日常活动需根据患者评估情况由医师确定

注:NYHA:纽约心脏病协会；MET:代谢当量。

二、机体运动能力评估

运动试验是评估运动能力的主要方法,其方法有心肺运动试验、6分钟步行试验等。心肺运动试验是评估心肺功能的金指标。

（一）运动能力的评估

1. 心肺运动试验

心肺运动试验(cardiopulmonary exercise testing,CPET)是一种无创伤、定量、客观、连续、可重复的全面评估人体整体功能的检测方法(图6-2)。CPET通过测量气道内的气体交换而同步评估心血管系统和呼吸系统对运动应激的反应情况。CPET能发现运动状态下外呼吸与内呼吸的异常,评估心肺耐力更精确,能根据无氧阈和呼吸代偿点,精确测量患者的运动强度。CPET在患者实施运动康复之前进行,是评估运动风险、制定个体化运动处方强度适度的重要依据。CPET的运动模式常选用踏车运动或是平板运动,监测指标有：心率、血压、摄氧量（oxygen uptake，VO_2）、二氧化碳排出量（VCO_2）和通气量（VE）等。

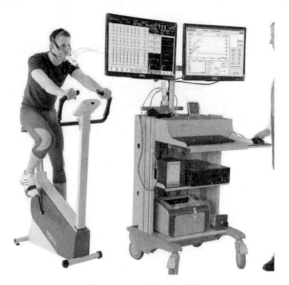

图 6-2　心肺运动试验

（1）CPET 适应证：CHF 患者临床症状稳定 2 周以上。

（2）CPET 禁忌证：见表 6-3。

表 6-3　CPET 禁忌证

绝对禁忌证	相对禁忌证
急性心肌梗死（<2 d）	左冠状动脉主干狭窄
高危不稳定型心绞痛	心脏瓣膜中度狭窄
导致血流动力学不稳定的心律失常	电解质紊乱
急性心内膜炎	心动过速或心动过缓
严重主动脉狭窄	心室率未控制的心房颤动
失代偿的心力衰竭	肥厚性心肌病
急性肺动脉血栓形成或肺栓塞	不能合作的脑认知障碍者
近期发生非心脏原因可影响运动能力的疾病或可因运动而加剧病情	高度房室传导阻滞
残疾人或不合作者	
未获得知情同意	

（3）CPET 终止运动指征：见表 6 - 4。

表 6 - 4　CPET 终止运动指征

绝对指征	相对指征
达到目标心率	心电图示 ST 段水平压低或下斜型压低>2 mm(或 ST 段抬高>2 mm)
发生(或怀疑)急性心肌梗死	胸痛进行性加重
发作严重心绞痛	出现严重疲乏、气促、喘鸣音
随功率递增，血压下降>10 mmHg，或持续低于基线血压，此外，收缩压>220 mmHg，舒张压>115 mmHg	出现下肢痉挛或间歇跛行
发生严重心律失常：Ⅱ～Ⅲ度房室传导阻滞、持续室性心动过速、频发室性早搏、快速心房颤动	出现不太严重的心律失常，如室上性心动过速
出现面色苍白、皮肤湿冷、呼吸困难伴有明显气促	运动诱发束支传导阻滞未能与室性心动过速鉴别
出现中枢神经系统症状，如眩晕、视觉障碍、共济失调、步态异常、意识障碍	
患者要求停止运动	

（4）心肺运动试验操作流程

① 患者运动试验前 3 h 不能进食或吸烟，穿着适宜的衣服和鞋。

② 向患者介绍进行运动试验的目的、步骤、意义及有可能发生的与运动相关的不适症状和风险，签署知情同意书。

③ 运动试验前了解患者的疾病史、用药物情况（特别是 β 受体阻滞剂）、吸烟情况、日常活动水平、有无心绞痛或其他运动诱发的症状，并进行体格检查（测量患者血压、身高及体重）。

④ 采集 12 导联心电图，进行肺容量、流速容量环、分钟最大通气量测定。

⑤ 佩戴合适的面罩，骑行于踏车上，开始心肺运动试验包括静息、热身、运动、恢复四个阶段，运动试验总的持续时间应保持在 8～12 min。

⑥ 整个试验过程中严密观察患者的心电及气体代谢指标变化。运动中鼓励患者尽最大的努力，如果有胸部窘迫感或腿痛等不适时，需指出不适部位同时可自行停止运动。

（5）CPET 试验注意事项

① 运动试验强度：分为极量、亚极量、症状限制性三种。建议 CHF 患者采用踏车症状限制性运动试验或亚极量运动试验，同时遵循美国心脏病学学

院（ACC）AHA、美国运动医学院（ACSM）公布的运动试验指南所推荐的运动试验。方案应遵循个体化原则，递增负荷量宜小。

② 医师必须在运动试验现场督导试验过程，发现患者出现心律失常，急性冠脉综合征、心力衰竭、低血压、晕厥、休克等情况，应立即停止运动并采取相应的抢救措施。

（6）6 分钟步行试验（6MWT）

6MWT 是一项简便易行、运动强度接近人体日常活动的试验。它能更加客观地反映患者实际日常活动耐力和心脏功能，目前已经成为一个值得推荐的 CHF 患者运动耐力、心脏功能及治疗效果的评价指标。该试验需要使用标准 30 m 长的水平封闭走廊（图 6 - 3），要求患者在此走廊上尽可能地持续行走 6 分钟，整个过程中需严密监测、记录患者血压、脉搏、血氧饱和度及不适症状，患者 6 分钟行走结束后，计算其 6 分钟步行的距离（6MWD），以"米"计算。该试验适合中、重度心力衰竭患者，可重复试验，更适合于无条件完成心肺运动试验的基层医院。

【适应证】 评价中、重度心肺疾病患者治疗疗效以及心力衰竭患者的活动能力。

【禁忌证】 绝对禁忌证：近 1 个月内发生不稳定型心绞痛或心肌梗死。相对禁忌证：静息心率＞120 次/分，收缩压＞180 mmHg，舒张压＞100 mmHg，梗阻性心脏病、关节病、神经系统疾病。

【终止运动指征】 胸痛、下肢痉挛、难以忍受的呼吸困难、步履蹒跚、出冷汗、面色苍白、血氧饱和度下降小于 85%、患者无法耐受等。

【操作流程】

① 患者穿着合适的衣服和鞋，在测试前 10 分钟到达试验地点，就座休息。

② 向患者讲解行走的注意事项，测量血压、脉搏、血氧饱和度，解读 Borg 自感劳累分级表（rating pereeived exertion，RPE）（表 6 - 5）和呼吸困难分级表（表 6 - 6）。

③ 用 Borg 评分法及呼吸困难评分表对其基础状态下的劳累程度和呼吸困难情况做出评分，填写记录表（表 6 - 7）。

④ 带患者至起点处，告知行走开始，同时计时。

⑤ 测试过程中，操作者始终站在起点线附近，观察患者行走情况，记录往返次数。

⑥ 计时 6 分钟时，告知患者停下，停止处作标志。测量患者血氧饱和度、

脉搏、血压、Borg 评分、呼吸困难评分,计算 6MWD。

【注意事项】 试验过程中不鼓励和暗示患者加速。患者出现不适,可停下休息,但计时器不中止计时,不适感缓解后继续行走。如果患者未能走满6分钟,并且拒绝继续测试或操作者认为不宜再继续进行测试时,应终止其测试。记录其步行的距离、终止时间以及未能完成试验的原因。

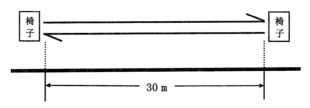

图 6-3 6分钟步行试验行走示意图

表 6-5 Borg scale 自感劳累分级表(RPE)

10 级表		20 级表	
级别	疲劳感觉	级别	疲劳感觉
0	没有	6	
0.5	非常轻	7	非常轻
1	很轻	8	
2	轻	9	很轻
3	中度	10	
4	稍微累	11	轻
5	累	12	
6		13	稍微累
7	很累	14	
8		15	累
9	非常累	16	
10	最累	17	很累
		18	
		19	非常累
		20	

表 6－6　呼吸困难分级表

5 级表		10 级表	
级别	呼吸困难程度	级别	呼吸困难程度
0	没有	11	没有
1	轻度	11.5	非常非常轻
2	轻度	12	很轻
3	中度,能坚持	13	轻度
4	严重,不能坚持	14	中度
		15	稍微重
		16	
		17	严重
		18	很重
		19	
		20	
		21	非常重

表 6－7　6 分钟步行试验(6MWT)记录表

基本情况	姓名		病案号			
	性别		身高			
	年龄		体重			
目前诊断						
WHO/NYHA 功能分级						
服用药物	名称			剂量		
	时间	脉搏	呼吸	呼吸困难级别	血压	Borg 评分	SpO$_2$
开始测试						
测试结束						
步行距离	总距离_____次＊30m＋_____m＝_____m					
是否在试验中有暂停	否□　　是□,原因:					
是否提前终止试验	否□　　是□,原因:					
试验中的其他症状	无□　　有□,原因:					
试验结束时的其他症状	无□　　有□,原因:					

（二）肌肉素质评估

心脏运动康复开始前进行肌肉素质的测试，可以为制订运动康复处方提供基线信息以及特定肌群力量状况，便于康复师进行个性化运动处方指导和康复疗效的评估。肌肉素质测试包括肌肉力量、耐力、爆发力、关节活动度等，根据患者的整体活动功能、骨关节疾病史、神经疾病史等选择不同的测试方法。进行肌肉素质测试之前需筛查抗阻测试禁忌证（表 6 - 8），适当进行5～10 分钟热身活动，防止运动损伤。

表 6 - 8 抗阻测试与训练禁忌证

绝对禁忌证	相对禁忌证
不稳定心血管疾病	心脏病主要危险因素
失代偿心力衰竭	糖尿病
严重有症状的主动脉瓣狭窄	未控制的高血压（>160/100 mmHg）
未控制的心律失常、严重肺动脉高压（平均肺动脉压>55 mmHg）	低运动能力（<4METs 值）
急性心肌炎、心内膜炎、心包炎	肌肉骨骼功能限制
未控制的高血压（>180/110 mmHg）	植入起搏器或除颤仪
主动脉夹层	心脏病主要危险因素
马凡氏综合征	糖尿病
活动性的增殖性视网膜病变或中重度非增殖性的糖尿病视网膜病变患者进行高强度抗阻训练（80%～100%1-RM）	
不稳定心血管疾病	

注：MET：代谢当量

1. 肌肉力量测试

（1）1-RM 测试：1-RM 是指肌肉或肌群产生张力，导致静态或动态收缩的能力，也可将其视为肌肉收缩产生的最大力量。它是肌肉绝对力量的可靠指标，是抗阻运动强度重要的参考标准。因测试 1-RM 时有较高的危险性，临床常使用 10-RM～15-RM 测试阻力值预测最大负荷量。10RM 即指患者进行 10 次全范围关节活动的最大阻力。

1-RM、X-RM 测试步骤如下（表 6 - 9）：

① 患者进行热身活动时，需要对测试肌群的动作进行小强度活动。

② 根据患者的能力范围选择起始重量（预测最大力量的 50%～70%）。

③ 逐渐增加负荷,直至患者动作无法重复,所有动作保持相同的关节范围和速度。

④ 在 4 次测试内获得 1-RM 或多 RM 的阻力,每次测试之间休息 3～5分钟。

⑤ 记录最后一次进行 1-RM 或多 RM 的阻力。

表 6-9　多重复次数测试 X-RM 与 1-RM 的关系

X-RM	%1-RM
1-RM	100%1-RM
5-RM	90%1-RM
8-RM	80%1-RM
12-RM	70%1-RM
17-RM	60%1-RM

（2）徒手法肌力测试

① 握力测试是评价上肢肌群力量水平,是用握力计测定一组肌群在等长收缩时所能产生的最大肌力。每次测试 2～3 次,取最大值,以握力指数评定。

②"连续坐椅"测试是评价下肢肌群力量水平,主要测 5 次反复坐起的时间。

2. 肌肉耐力测试

肌肉耐力是指肌群在一定负荷下重复相同动作的能力,在进行 1-RM 测试后,记录次强度下（如 60% 1-RM）的重复次数即为此肌群的相对耐力。30 秒坐站测试（患者在 30 秒内完成的由坐位转换为站立位的次数）、单臂弯曲测试（患者在 30 秒内完成的负重屈臂次数）是常用的测试方法。

（三）柔韧性评估

柔韧性是指某一关节达到最大关节活动范围的能力,是日常生活活动中必需的能力。柔韧性训练主要是通过牵拉肌肉群、韧带而提高关节活动范围的能力,同时减少运动性损伤。检查中通常使用关节活动范围的测量来量化柔韧性（用角度表示）。常见的测试方法有坐位体前屈测试、抓背测试、改良转体测试。

坐位体前屈测试能够反映下肢关节、肌肉、韧带柔韧性,对于日常活动和锻炼尤为重要。测试方法:受试者两腿伸直与上半身成 90°直角坐在测试仪床上,两脚平蹬测试仪器纵板,两脚分开约 10～15 cm,上体前屈,两臂伸直用两手手指尖顶住带显示屏的游标,轻轻向前推直到推不动为止,测试两次取最好的成绩。测试仪的脚蹬纵板内沿平面为 0 点，向内为负值，向前为正值。注意事项：身体前屈，两臂向前推游标时两腿不能弯曲。患者应匀速向前推动游标，不得突然发力。测试未结束时不得向回拉游标。

（四）平衡能力评估

平衡能力是人体的基本功能之一。CHF 患者由于运动耐力下降、肌力减退、柔韧性及协调性下降，易导致平衡能力下降、意外跌倒等事件发生。训练平衡能力对防止跌倒有着重要意义。常用的平衡功能测试方法有器械平衡功能测试和徒手平衡功能测试。单足站立平衡测试属于徒手平衡功能测试，方法如下，令患者单腿站立于稳定的支持面上，在矢状面、额状面、水平面这三个平面内进行睁眼、闭眼测试，通过患者在各平面内的身体姿势和手臂位置的动态变化和完成动作质量的情况，来评估核心训练前后机体控制平衡的能力。

第五节　呼吸肌肌力测试及训练

许多 CHF 患者存在全身骨骼肌肉包括呼吸肌显著的生化和功能异常，导致运动耐力下降。一方面原因是锻炼不足导致肌肉萎缩；另一方面原因是骨骼肌利用高能磷酸盐的效率较低，乳酸蓄积的速度比正常人快，容易产生肌肉疲劳和运动耐力下降。累及呼吸肌时有乏力和劳力性呼吸困难表现。呼吸肌训练对改善 CHF 患者的预后具有重要意义。

一、呼吸肌肌力测试

呼吸肌肌力评定的项目有最大吸气压（maximal inspiratory pressure，MIP）和最大呼气压（maximal expiratory pressure，MEP），MIP 反映膈肌及其他吸气肌肌力，MEP 反映腹肌及其他呼气肌的肌力。判断呼吸肌肌力是否异常，需结合 MIP 和 MEP 与参考值范围来比较，如肺过度充气，以 MIP 和 MEP 预计值来比较。测量 MIP 和 MEP 可通过用橡胶咬嘴的机械测压表完成。

MIP 检测方法：患者紧闭口唇包住咬嘴，缓慢充分呼气后，再用力吸气，维持吸气压至少 1.5 秒，同时记录维持至少 1 秒的最大负压，患者休息约 1 分钟，然后重复操作 5 次。目标是使测量值间的差异低于 $10\ cmH_2O$。

MEP 检测方法：患者紧闭口唇咬住咬嘴，充分吸气，然后尽可能用力吹出。患者应该维持呼气压至少 1.5 秒，且应记录到维持至少 1 秒的最大正压，允许患者休息约 1 分钟，然后重复操作 5 次。

二、呼吸肌训练

呼吸肌训练是通过增加膈肌活动范围提高肺的伸缩性从而增加通气量,膈肌活动范围每增加 1 cm,可增加 250～300 ml 的通气量。膈肌变薄,可导致活动时耗氧量减少,提高呼吸效率,缓解呼吸困难。常见的有缩唇呼吸训练和腹式呼吸训练。

1. 缩唇呼吸训练　教患者吸气时闭嘴用鼻缓慢吸气,稍屏气后呼气时嘴唇半闭类似于吹口哨的口型,使气体缓慢均匀地从两唇之间缓缓吹出。吸与呼时间之比为 1∶2。这种缩唇呼吸方法可以在患者呼气时支气管内的阻力增大,防止小气道过早塌陷,利于肺泡内气体排出。

2. 腹式呼吸训练　患者取卧位、坐位(前倾依靠位)、前倾站位。呼吸时腹部放松,经鼻慢慢深吸气,吸气时意念将气体吸往腹部,尽力将腹部隆起。呼气时缩唇将气缓慢吹出,同时收缩腹肌以增加腹内压促进膈肌上抬,把气体尽量呼出。卧位吸气时可将双手放于腹部,吸气时双手随腹部膨隆而向外扩张;呼气时尽量腹部内收,同时双手逐渐向腹部加压,促进横膈上移。然后用口呼气(为吹口哨口型),延长呼气时间。每次训练 10 分钟左右。

第六节　运动处方制订及实施

1969 年世界卫生组织开始使用运动处方的术语。运动处方是指康复医师或康复师,对体育锻炼者或患者,根据医学检查资料,按其健康、体力以及心血管功能状况,用处方的形式体现,并提出运动中的注意事项。运动处方是指导患者运动康复的一种方法。

一、制订运动处方基本原则

(一) 安全有效原则

把握运动康复的适应证和禁忌证,准确评估危险程度,进行合理危险分层,运动处方制订可操作,保证运动训练在安全的范围内进行,达到患者的功能状态有所改善的目的。

(二) 个体化原则

运动处方因人而异,结合患者的疾病史、用药情况、检查结果、运动试验结果、生活方式、运动习惯等开具运动处方。

（三）专业性原则

运动处方应有专业人员制定,专业人员包括心血管医师、康复医师、运动治疗师、护士等,并根据病情的发展再选择其他专业人员,以保证运动的安全和有效。

（四）全面性原则

在运动处方的制订过程中,注意患者的全面身心健康,保持患者生理和心理的平衡。可适当增加一些多样性和趣味性的活动,提高患者参与的积极性。

二、运动处方的制订

运动处方的内容包括:运动的种类、强度、时间及频率。

（一）运动种类

1. 有氧运动　有氧运动是 CHF 患者运动康复的主要形式。常见运动方式有步行、快走、游泳、骑自行车、做韵律操等。有氧运动训练分为三个阶段:热身运动→运动→整理运动。CHF 患者运动训练时常采用持续性恒定功能训练或间歇性训练。恒定功能训练即运动训练阶段强度保持恒定不变;间歇性训练即运动强度则是高、低两种强度交替进行。

2. 抗阻运动　抗阻运动是有氧运动的有效补充,可以改善 CHF 患者的运动耐力、活动力度、步行速度。阻力的大小根据个体肌力而定。运动种类分为等张、等长和等速。等张运动应用较多,如哑铃、沙袋、弹簧、弹力带等。等长运动指肌肉静态收缩,不引起关节活动。等速运动是指保持恒定运动速度的肌肉抗阻训练方法,需由专门器械设备进行训练。每次训练 8~10 组肌群,上、下身肌群可交替训练。

3. 柔韧性运动　训练的是主要肌群。常见的有动力拉伸和静力拉伸。这两种拉伸均可采用主动拉伸和被动拉伸。主动的动力性拉伸方法是借助自身的重力或力量拉伸肌群。被动的动力性拉伸方法是依靠外力的拉伸肌群。通常把动力拉伸法和静力拉伸法、主动拉伸法和被动拉伸法结合起来训练。柔韧性训练应在有氧训练和抗阻训练结束后进行,从轻微的牵拉开始,逐步增加强度,避免损伤。常选择瑜伽、太极拳、八段锦等。

4. 平衡运动　平衡训练可以根据患者的状态进行,也可以根据患者的体位进行。训练由易到难、由静态到动态。

（二）运动强度

运动强度制订有直接方法和间接方法。直接方法是直接根据心肺运动试验的氧耗量的结果而制订,有%peakVO$_2$、%VO$_2$R、VO$_2$AT 方法。间接方法根据% HRmax、% HRR、RPE 分级评分等制订,无法进行运动试验的 CHF 患者,可以根据 6 分钟步行试验的心率反应及步行试验距离加以制订,而对服用 β 受体拮抗剂和地高辛的慢性心力衰竭患者来说,以心率为标准制订有氧运动强度存在很大的干扰,因此以 RPE 分级评分较为常用。总之,制订有氧运动强度的金标准是心肺运动试验结果。

1. 摄氧量目标强度计算法

(1) 摄氧量储备法%VO$_2$R:目标摄氧量=(峰值摄氧量 peakVO$_2$-静息摄氧量 VO$_2$rest)×目标强度+静息摄氧量 VO$_2$rest。

(2) 峰值摄氧量法%peakVO$_2$:目标摄氧量=peakVO$_2$×目标强度%。建议 CHF 从 40%～50%peakVO$_2$ 开始。

2. 心率目标强度计算法

(1) 心率储备法%HRR:目标心率=(最大心率-静息心率)×目标强度%+静息心率。建议从 40%HRR 开始,逐步增加。

(2) 最大心率法%HRmax:目标心率=HRmax×目标强度%。建议 CHF 运动目标心率从(50%～60%)HRmax 开始,循序渐进。

3. 根据 RPE 分级,推荐 11～14 级作为运动强度,RPE 13 相当于 VO$_2$AT。

4. 根据 1-RM 计算运动强度:上肢从 40% 1-RM 至 70% 1-RM,下肢从 50% 1-RM 至 70% 1-RM,重复 8～15 次。

5. 根据代谢当量(metabolic equivalent, METs。1MET = 3.5 ml O$_2$/kg·min)计算运动强度:METs 是心脏康复中极为重要的指标,是把运动试验结果与实际生活中的各种身体活动定量联系起来的唯一方法,从而为患者开出合适的运动处方。根据 METs 值大小,把身体活动强度分为:低强度、中等强度、高强度(表 6 - 10)。

表 6 - 10　三种强度身体活动 METs 值

	低强度 <3.0METs	中等强度 3. 0～6.0METs	高强度 >6.0METs
日常生活活动	静坐、进餐穿衣、淋浴伏案工作	以 4.8～6.8 km/h 步行、扫地、吸尘、干轻度木工活、手工修建草坪、快速步行	搬运 27 kg 重物、中速爬楼梯
职业相关活动	端坐、打字站立	摆货架(轻物)修车、轻电焊/木工、铲土、锯木操作气动工具	林业工作、干农活

续表

	低强度 <3.0METs	中等强度 3.0~6.0METs	高强度 >6.0METs
休闲 活动	编织 手工缝纫	交际舞、乒乓球、帆船、夫妻性 生活、羽毛球、网球、篮球	登山、乒乓球、攀岩、步行 上山、快速爬楼梯
体育锻 炼活动	固定直行车 很轻松的健美操	步行(80~130 m/min) 骑车(10~16 km/h)	慢跑(133 m/min) 游泳(自由泳) 骑行(>21km/h)

（三）运动频率

1. 有氧运动频率 3~5 次/周，若强度较低可增加至 7 次/周。间歇性有氧运动运动时间/间歇时间可为 30 s/60 s，20 s/90 s，10 s/80 s。

2. 抗阻运动频率 2~3 次/周，每组训练之间至少休息 48 h。

3. 柔韧性运动频率 2~3 次/周，每次运动选择 8~10 个关键肌肉群，每个部位拉伸 6~15 s，逐渐增加至 30 s，每个动作重复 3~5 次，总时间 10 min 左右

4. 平衡性运动频率 2~3 次/周，每次 3~5 组

（四）运动时间

CHF 患者建议运动时间一般为 30~60 min，每次运动训练包括热身运动 10~15 min，维持运动 15~30 min 和放松运动 5~10 min 三个过程。其中有氧运动 20 min 以上，抗阻、平衡、柔韧性运动无具体时间要求，通常以组数计算，完成相应动作即可。

（五）运动进度

CHF 患者有氧运动分三个阶段进行：① 起始阶段（前 1~2 周），此阶段运动强度应处于较低水平（40%~50% peakVO$_2$），持续时间从 15 min 逐渐增加到 30 min，每周进行 2~3 次，具体根据评估的症状和临床情况而定。② 上升阶段，逐步增加运动强度（50%~80% peakVO$_2$），然后增加运动的持续时间，上升阶段的训练，开始推荐住院进行，这样可以监测个体的反应、耐受性，判断临床情况是否稳定，以便根据症状和体征及时调整或中止训练。③ 维持阶段，经过前阶段的强化训练，患者运动功能得到最大程度的恢复，此时不必每天进行大强度的训练，而是维持目前功能状态的运动量，一般为 60%~70%的 peakVO$_2$。

抗阻训练也分三阶段进行：① 指导阶段，主要是掌握正确方法，提高肌肉间协调性。② 抗阻/耐力训练阶段，主要是提高局部有氧耐力和肌肉间的协调性。③ 力量训练阶段，主要是提高肌肉的体积和肌肉间的协调性。各阶段

抗阻训练调整策略是先增加每一组肌群完成的重复数量,再增加每次训练的肌肉群的组数(最多3组),当患者能够轻松地完成3组并重复10～15次,重量可以增加约5%,重复次数可以相应减少。最终增加到70% 1-RM,重复8～15次。

三、运动处方的实施

(一) Ⅰ期运动处方的实施

慢性心力衰竭不稳定期急性心衰发作时,气促明显,需坐位或半卧位休息以减轻心脏负荷,此时不宜运动康复。待病情平稳后实施。Ⅰ期运动康复指征:无胸闷胸痛和呼吸困难,心率 50～90 次/分,血压 90～150/60～100 mmHg,呼吸 16～24 次/分,血氧饱和度＞95%。停止活动指征:出现胸闷、胸痛,脉搏增加≥20 次/分,呼吸频率≥30 次/分,血氧饱和度＜95%。Ⅰ期运动处方运动处方实施分四步骤进行。

1. 运动康复步骤(表6-11)

表6-11 Ⅰ期运动康复步骤

	第1步	第2步	第3步	第4步
运动方式	仰卧位,分别抬高下肢,抬腿高度30°;双臂向头侧抬高深吸气,放下慢呼气	在床旁坐位、床旁大小便,协助床边站立	床旁行走	病室内行走
运动时间(min)	5～10	10	10	20
运动频率(次/天)	2～5组/次	2～5分钟/次	2	2～10分钟/次
能力消耗	1-2METs	1-2METs	2-3METs	3-4METs
注意事项	严密监测一对一实施过程	各种活动要在患者可耐受的情况下进行	运动强度根据患者耐受情况逐步提高	出院前行运动试验或6分钟步行试验
健康宣教	疾病知识用药知识	介绍康复小组康复流程	运动的益处	如何正确运动

2. 运动康复注意事项

（1）每个步骤之间间隔时间没有固定，根据患者的耐受情况逐步提高。

（2）需在心电监护的情况下进行康复训练，整个过程应严密观察。

（3）建议低～中度运动量（1-4METs；25%～60%peakVO$_2$）。

（4）出现停止症状及时停止活动，并及时处理，下次的康复训练时间及强度根据评估决定。

（二）Ⅱ期运动处方的实施

1. 对象：NYHAⅠ～Ⅲ级稳定性心力衰竭患者，根据专业人员在患者出院前综合评估制订的运动处方，实施运动康复程序。

2. Ⅱ期运动处方实施的程序（表6-12、表6-13）。

表6-12 有氧运动训练程序

训练阶段 地点	康复时间（周）	频率（每周次数）	有氧运动时间（min）	运动强度（peakVO$_2$）	运动方式
起始阶段 医院监测	1～2	2～3	15～30	40～50	走路或踏车
上升阶段 医院监测	3～12	3	30～35	50～70	走路或踏车
维持阶段 家庭监测	13周至治疗结束	3～5	30～45	70～80	走路或踏车

表6-13 抗阻运动训练程序

训练阶段	时间（min）	强度	重复次数	频率	运动目的	运动方式
指导阶段	10～15	30% 1-RM RPE<12	每组肌群 5～10	2～3次/周	学习正确的姿势，增加肌肉神经协调性	
抗阻/耐力训练阶段	15～30	30%～40% 1-RM RPE 12～13	每组肌群 12～25	2～3次/周	增加局部肌肉耐力与肌肉神经协调性	器械设备
力量训练阶段	15～30	40%～60% 1-RM RPE<15	每组肌群 8～15	2～3次/周	增加肌肉力量与维度，改善肌肉神经协调性	

3. 运动处方实施的患者教育

（1）运动康复之前需向患者介绍运动康复的益处。

（2）告知患者，运动处方是专业人员根据对其全面评估后开具的，内容安全有效。在运动处方设施中的过程中，有不适情况及时告知医护人员，以确保运动的安全性。

（3）告知患者运动康复必须与药物治疗有机结合，两者不可相互代替。

（4）教会病人使用 Borg 自我感觉劳累量表和呼吸困难评分表。

（5）及时解决患者运动中出现的问题，加强沟通，提高患者依从性。

4. 运动过程中的注意事项

（1）把握 CHF 患者运动康复的适应证和禁忌证。评估个体情况并进行危险分层。根据危险分层决定运动中的医学监护程度。

（2）结合用药情况、具备的运动设备、运动习惯等情况开具科学的运动强度处方。运动强度由中等到高等。

（3）每次康复运动前后及时对患者进行评估，根据评估及时调整运动处方。

（4）运动前后做好充分的热身运动及整理运动，注意防止骨骼肌肉的拉伤。

（5）终止训练指征：运动时自觉胸痛、呼吸困难、眩晕或诱发心绞痛；运动时心率>130 次/分或心率较静息时增加或降低 30 次/分；运动时血压升高≥200 mmHg，收缩压升高>30 mmHg 或下降>10 mmHg；运动时心电图监测 ST 段下移≥0.1 mV 或上升≥0.2 mV；运动时或运动后出现严重心律失常。

（6）在医院监护下运动康复须做好充分的抢救预案。

（7）嘱患者在家庭运动时出现头晕、胸闷、胸痛、心悸，甚至出冷汗、晕厥的情况时，要即刻停止运动，保持平卧姿势，及时就医。

CHF 患者居家有氧运动处方示范

××患者：

按照你目前身体情况制订的运动处方，请依照执行。

【运动频率】 每周 5～7 次

【运动方法】

热身运动：全身大关节活动。

有氧运动：20 min 内匀速步行完成 700 m，目标心率 80～85 次/分，RPE：11～13 分。

整理运动：减慢步行速度继续步行 5～10 min，然后进行肌肉拉伸活动。

【注意事项】 请注意运动时有否胸痛、胸闷、气急、心慌等不适，如果存在请立即停止运动，及时与医师联系。

医师签名：×××

四、运动处方实施的效果判断

运动处方实施效果的判断可从以下方面进行。CHF 患者心肺储备功能及运动耐力改善情况,可根据心肺运动试验和 6 分钟步行试验判断,同时还可根据心肺运动试验结果调整运动处方。运动对患者临床终点事件的影响可根据临床随访结果判断。患者左心室重构情况可根据心脏彩色超声心动图评判。对患者情绪及生活质量的影响可根据情绪量表及生活质量量表进行评估。

第七章　心力衰竭患者的情绪管理

第一节　心力衰竭患者常见的负性情绪

一、焦虑

焦虑是心力衰竭患者常见的情绪反应,由于病情反复、迁延不愈,患者缺乏战胜疾病的信心,加之还因常常担心经济负担、呼吸困难、体力活动受限和水肿等原因,导致患者不能独立活动,绝大多数患者承受巨大的心理压力,容易产生焦虑。有研究表明:慢性心力衰竭(CHF)患者中焦虑的整体患病率达到38%,而女性CHF患者较男性更易伴发焦虑。焦虑患者有显著的自主神经症状、肌肉紧张及运动性不安等。常见的表现有生理、心理两方面:生理方面有心悸、血压升高、呼吸加快、出汗、颤抖、尿频、失眠、坐立不安等;心理方面有预感不幸、易怒、注意力不集中、思维混乱、健忘、无法面对现实等。患者因难以忍受又无法解脱而感到痛苦,在心力衰竭药物治疗和常规护理的同时必须加强心理护理,减轻患者的心理负担。

二、抑郁

抑郁是心力衰竭患者较常见的情绪反应,往往发生在预后不良或面临生命危险的患者身上。有研究表明:心力衰竭患者近一半（49.2%）存在抑郁症状,其抑郁发病率和CES-D分均高于我国常模,此点应当引起足够的重视。患者回忆自己一生所经历的事情,叙述自己所取得的成就,面对现状难免出现失落感,同时又担心成为子女、家庭的负担,往往悲观、抑郁,对一切失去兴趣,甚至会萌生轻生的念头,患者在抑郁的状态下会有失望、无助、冷漠、悲观、绝望等不良心境行为,表现为活动水平下降、语言减少、兴趣减退、回避他人等特点。在生理功能方面,还会出现睡眠障碍、食欲下降、性欲减退、内脏功能失调和自主神经功能紊乱的症状。护士应根据患者的心理需求针对性开展心理护理,增强其战胜疾病的信心。

三、孤独感

孤独感是人处于某种陌生、封闭和特殊情境中感受到的一种不愉快的情感体验。心力衰竭患者,特别是急性心力衰竭,由于疾病的突发,在住院期间,离开了家庭及工作岗位,面对医院陌生的人、环境,容易使患者产生一种孤独感。慢性心力衰竭患者,随着病程的延长,社会信息的剥夺和对亲人依恋的缺失,会产生深深的孤独感。在临床上,有的患者常因夜间难以入睡,就按呼叫铃找护士;有的患者莫名其妙在护士站或医生办公室门口站着。这些现象,就是因为患者感到孤独,企盼别人陪伴,以获得心理上的安慰。有研究表明,孤独感可能使人死于心血管疾病的风险增加一倍,感觉孤独的人报告焦虑和抑郁症状的可能性是其他人的 3 倍,男女皆是如此。孤独感是心血管疾病患者过早死亡、心理健康状况不良和生活质量下降的一个强有力的预测指标。

四、否认

否认是一种消极的心理防御,在任何疾病的初期都会产生此种心理反应,而以重病、恶性病或者需终身服药的慢性病患者尤为常见。以心力衰竭为例,患者在起初获悉患病消息时,认为这是不可能的事,否定自己有病反而猜疑医生的诊断有误,患者拒绝承认残忍的事实,以临时保持情绪均衡。由于否认的心理作用,患者表现为不配合诊断治疗,不肯住院,不愿接受检查,甚至以反向作用来加强否认程度。患者表现得像正常人一样,甚至增加工作和社会活动以显示其"健康"。对此,护士应与患者建立良好的护患关系,提供机会让患者表达内心的恐惧和焦虑,鼓励患者逐渐面对问题或者表达对某个问题的关心。在患者还没做好充分的心理准备前不要强迫患者面对现实,如患者对所否认的问题表现出关心时,提供有关指导及必要的心理支持,使他们一步步接受现实,逐步适应。

五、恐惧

恐惧也是心力衰竭患者较常见的情绪反应,是个体由于某种明确且具有危险的刺激源所引起的消极情绪,与焦虑不同,它有非常明确的对象。例如,妊娠合并心力衰竭患者对分娩的过程存在恐惧;慢性心力衰竭的患者担心疾病反复发作,会给患者及家庭造成极大的痛苦和负担,尤其是当病情恶化时,患者的恐惧感尤为强烈,会对死亡产生恐惧,严重影响其生活质量。患者常见的表现有生理、心理两方面：生理方面表现有肌肉、骨骼系统张力增高,出现颤抖、坐立不安、尿频、尿急或失禁、心率加快、血压升高、呼吸急促、厌食、恶心、呕吐、腹泻或大小便失禁;心理方面表现有烦躁、失眠、易激动、健忘、注意力集中到危险的刺激物,并有恐怖、惧怕、忧虑和不安的感受。逃避或对行为失去控制,还可能有攻击、退缩或强迫行为。护士为患者讲解心力衰竭的相关医学知识,介绍本病的救治措施,强调监护设备使用的目的和必要性,正确指导患者饮食、用药、活动量等,可以帮助患者产生信任感、安全感,从而减轻患者心理压力,减少紧张、恐惧和误解。

六、悲哀

悲哀是个体患病后对个人或家庭的失落而引起的悲伤情绪,很多疾病后期都会出现。心力衰竭作为很多疾病的伴发症状乃至最终结局,患者在此期已不能承担原有的社会角色,无法适应正常的社会生活,个人价值感和自我效能感普遍降低,引发心理困扰。悲哀可以分为两种:一种是对已存在的或已觉察到的丧失所引起的悲伤,称为功能障碍性悲哀,如心力衰竭患者对已丧失的社会角色乃至自理能力的感受;另一种是对预期发生的丧失所引起的悲伤,称为预期性悲哀,如心力衰竭患者对不知何时而至的死亡的感受。患者产生预感性悲哀除了上述较常见原因之外,还有对医院和医生治疗水平的担心、对身后财产的分配、对伴侣今后生活的担忧等因素,都会直接或间接成为产生悲哀的原因。患者可表现为抱怨、沮丧、哭泣、忧伤、愤怒、自责、自怜等等,其行为改变有活动减少、行为退化等。护士在护理评估及分析患者产生悲哀的原因时应做到详细认真、及时全面,并一定要考虑到个体差异的存在。

七、绝望

绝望即希望断绝,是对某种事物完全失去信心,属于人的一种负面情感,是一种在失去希望、极度渴望时而得不到回应状态下而产生的内心感觉。由于长期治疗产生巨大的经济费用,且无法达到治愈的目的,心力衰竭患者甚至很多认为最终难以摆脱走向死亡的命运,而更加灰心和沮丧,从而产生强烈的无助感和绝望感。这不仅会导致患者出现其他更为严重的心理危机,也会对患者的治疗依从性造成不良影响,常表现为被动、行为退化、社交退缩、寡言少语、表情冷漠,甚至产生放弃治疗的念头,这对于心力衰竭患者的身心健康极为不利。绝望感是一种非常有害的心理症状,患者可有自杀倾向,应做到及早发现、及早干预、及早消除。

八、遵医行为问题

遵医行为是指个体在确诊患有疾病后,积极遵从医嘱,配合治疗的一系列行为。慢性心力衰竭,由于其病程长,具有预后差、病死率高的临床特点。临床上患者多承受巨大的心理压力,往往会给患者带来广泛的负性心理情绪,导致遵医行为较差,易出现无法按期治疗甚至放弃治疗等情况,不仅不利于病情转归,影响医患关系,同时严重影响患者生命质量。护士的健康教育是有效促进患者遵医行为的主要方式。通过心理问题评估与患者建立良好的沟通,有利于掌握患者自身对疾病的认知与态度,有利于帮助患者建立正确的疾病认知,从而树立信心,积极面对健康问题,按照医嘱完成治疗。研究表明,良好的遵医行为是患者长期维持于临床缓解状态及提高生活质量的必要条件。

九、自我概念紊乱

自我概念是指个体对自己的生理状况、心理特征、社会功能等方面的认知与评价,对人的心理、行为起着重要的调节作用,是心理健康的重要标志之一。研究显示,与健康人群相比,慢性心力衰竭患者的自我概念水平显著降低。消极的自我概念使患者对自己持否定怀疑的态度,自我接纳程度下降,并产生低自尊、自卑等不良情绪,影响疾病康复的信心。通过测量心力衰竭患者的自我概念水平,研究者不仅可以了解患者的心理健康状况,也能预测心力衰竭患者的治疗依从性等健康相关行为。因此,医护人员应关注心力衰竭患者的自我概念水平,了解患者的自我认知状况,为患者提供个性化的健康教育。

第二节　心力衰竭患者负性情绪的识别方法

一、早期识别的意义

不良情绪对人的身心健康十分有害(图 7 - 1)。因为过分强烈的情绪反应,往往会抑制大脑皮层的高级心智活动,使得意识活动范围变狭窄,使人失去正常的推理判断能力,从而不能正确评价自己行为的价值及后果,进而引起正常行为的瓦解,降低工作和学习效率。

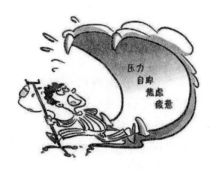

图 7-1　不良情绪损害身心健康

二、情绪异常的信号

情绪心理学研究成果表明：当人们产生了焦虑、忧愁、悲伤、痛苦等不良情绪的时候，往往会伴随着一系列生理变化，如人们情绪紧张时，就会出现心跳和脉动次数增加、血压升高、出汗量增多、皮肤导电性增强等现象。在一定范围内来说这是正常的，因为情绪活动的时间过长，生理变化也会持续下去，久而久之便极易造成机体系统活动的紊乱，减弱人体的免疫功能，从而诱发各种心身反应性疾病。医学心理学研究结果显示，长期情绪紧张极易诱发下列疾病：特发性高血压症、十二指肠溃疡病、溃疡性结肠炎、肌纤维组织炎或局部肌肉剧痛等(图 7-2)。临床经验也证实，气喘、背痛、便秘、痛经、阳痿、偏头痛、心动过速、"斑秃""不育症""定期牙痛"等生理紊乱和症状，都与情绪不佳和恶劣心境有关。据美国新奥尔良奥施斯纳诊所统计，在 500 位连续求诊入院的肠胃病患者中，因情绪紧张而致病的高达 76%。由此可见，不良情绪给人们带来的危害具有一定普遍性。

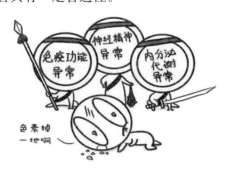

图 7-2　情绪紧张诱发疾病

三、常用的评估工具

在中国,双心疾病的识别率和治疗率均较低。研究显示,急性心肌梗死后抑郁的及时诊断率<10%。对于不熟悉双心患者临床特点的非精神专科医护人员而言,心理学量表无疑是帮助快速识别的有效工具。有研究证明,患者健康问卷抑郁量表 Patient Health Questionnaire‐2(PHQ‐2)(表7‐1)和 Patient Health Questionnaire‐9(PHQ‐9)(表7‐2)是心血管疾病患者中抑郁可靠和有效的筛查评估工具,有较高的排除诊断价值。毛家亮等根据多年的双心临床实践所编制的专用于心血管患者常见心理问题筛查的躯体症状自评量表,在临床实践中被广泛使用,易于对双心患者的筛查,应鼓励应用适用于我国双心患者的原创量表。运用科学的方法,从信度、效度、常模及筛查和诊断届值点等反复论证和检验,达到较好的信度和效度,方可大力推广应用。

表7‐1 PHQ‐2患者健康问卷抑郁量表

说明:最近两周内,你被以下症状所困扰的频率	
1. 做什么事情都缺乏兴趣和乐趣	□完全没有
	□≤7天
	□>7天
	□几乎每天
2. 感到心情低落,抑郁,没希望	□完全没有
	□≤7天
	□>7天
	□几乎每天

表7‐2 PHQ‐9患者健康问卷抑郁量表

说明:在过去2个星期,你曾多久一次受到以下任何问题的困扰?
0=完全不会,1=有几天,2=一半以上,3=几乎每天

问题	完全不会	有几天	一半以上	几乎每天
1. 做事提不起兴趣或很少乐趣	0	1	2	3
2. 感到心情低落、沮丧或绝望	0	1	2	3
3. 入睡或熟睡困难或睡的太多	0	1	2	3
4. 感到疲倦或没有精力	0	1	2	3

问题	完全不会	有几天	一半以上	几乎每天
5. 胃口不好或吃得过多	0	1	2	3
6. 觉得自己很糟或觉得自己很失败,让自己或家人失望	0	1	2	3
7. 做事时难集中注意力,例如阅读报纸或看电视	0	1	2	3
8. 动作或说话速度缓慢到别人可以察觉的程度,或坐立不安,走动多于平时	0	1	2	3
9. 有不如死掉或用某种方式伤害自己	0	1	2	3

第三节　心力衰竭患者负性情绪的应对策略

一、正念减压疗法(MBSR)

正念减压疗法(mindfulness-based stress reduction,MBSR)以正念为基础,倡导患者进行自我压力管理、自我控制及自我改善,可减轻患者生理、心理及精神压力,并通过加强自我情绪管理,减少患者情绪及行为失调,提高患者身心调节能力,是一种安全且有效的补充替代治疗方法,能有效改善慢性心力衰竭患者焦虑、抑郁等不良情绪。

正念减压疗法多采用短期集中式训练,在患者住院初期(1～3 d)、住院中期(4～6 d)、出院前期(7～9 d),安排患者在安静的健康教育室接收 MBSR 培训。训练方法包括正式方法及非正式方法,二者可单独、同时或交替使用。正式方法包括静坐冥想、呼吸训练、正念瑜伽、躯体扫描、正念行走;非正式方法包括指导患者主动察觉各种日常活动等,并将正念思想与日常生活相结合。另外要求患者每天完成 15～30 min 的日常自我训练,并及时与患者进行沟通、交流课程体会。正念疗法也可以通过网络途径在家庭环境中进行。

二、正念认知疗法(MBCT)

正念认知疗法(mindfulness-based cognitive therapy,MBCT)是在正念减压疗法的基础上结合认知行为治疗的一种心理治疗方法。患者在正念冥想过程中全身心地体验自己当下的身体状态和情绪感受,并不加评判地将注意力集中在对当前体验的觉察和感知上。MBCT 将认知疗法与正念训练相结合，教导参与者用非评判性态度来观察自己的想法和感觉，在焦虑抑郁等的辅助治疗中有较好的治疗效果。

MBCT 疗法多采用团体治疗的形式，包括正念进食（如葡萄干）、躯体扫描、正念呼吸、正念聆听、正念行走、3 分钟呼吸空间、正念伸展运动、正念冥想等练习，每周一次，每次 120 分钟，8 周为一个循环。使患者有目的地将注意力集中在当下，学会直接体会自己的感受、想法和情绪，而不予以任何判断和评价，观察思维、情绪和行为之间的联系，识别不良的认知模式，进而阻止消极的思维模式，接纳自己的情绪并与之相处，改善负性情绪。

三、自我管理/自我效能护理

心力衰竭自我管理概念包括知识、预期目标、自我效能和决策制定四个维度。心力衰竭患者的自我管理内容包括识别诱发因素、症状管理（如监测体重情况、监测水肿情况、监测呼吸情况等）、饮食管理、出入量管理、服药依从性管理、运动与休息指导、戒烟限酒等。通过准确评估患者自我管理中的薄弱环节、护患双方共同制订教育措施、强调解决问题、家庭支持、积极持续的随访等支持策略，提高患者自我管理能力。

自我管理与自我效能护理密切相关。使用慢性病管理自我效能量表为心力衰竭患者进行评分，根据患者自我效能强度，有针对性地指导患者深呼吸，分散患者注意力，放松其身心，自觉配合治疗，树立治愈信念；护理人员耐心解答患者所提出的各种疑问，多采用肯定的语气予以认可、激励，组织病友相互交流、分享经验，让患者对疾病控制的目标产生信心，在面对疾病时能够采取较为积极的行为生活方式，进一步提高患者自我效能，减轻患者负性情绪。

四、舒适护理

舒适护理是护理人员针对引起患者不舒适的各种因素而研究出的一种个性化、人性化的有效护理模式，它使人在心理、生理及社会交往上达到最愉快的状态，降低不愉快的程度。将舒适护理干预应用于慢性心力衰竭患者的护理中，能强化护理质量，提升护理效果，对促进患者康复起到重要的作用。

（一）舒适护理的内容

1. 环境的舒适　保持室内光线适宜，保持室内安静，每日定时通风，保持室内空气新鲜。

2. 生活的舒适　尽量调低各种仪器报警的音量，避免各种外界噪声使患者感到烦躁,而加重心脏负担;协助患者变换体位,改善患者长期维持同一种体位的不适感;注意观察患者心率、脉搏、血压、尿量、呼吸的变化,尤其注意夜间变化;指导患者以高热量、高蛋白、低盐、清淡、易消化的饮食为主。

3. 社会的舒适　与患者家属进行有效的沟通,使家属充分了解与疾病有关的知识,引导家属给予患者心理社会方面的支持,使患者放松心情,调整情绪,积极配合治疗,对预后充满信心。

五、人文关怀

人文关怀理念是以患者为中心,注重患者个性、权利及需求,使患者感受到被尊重、被关怀,提高患者接受治疗的依从性,进而提高患者的生活质量。医护人员需要树立以人为本的服务理念,自觉遵守医学伦理道德原则,始终坚持患者第一的原则,以患者的需求为目标,同时医护人员要加强自身专业素质与人文素养水平,使患者提高接受治疗的依从性,减轻患者负性情绪,提高生存质量。

人文关怀的方法

1. 心理护理　护士应该尊重并理解患者的情绪,加强与患者的交流并提供情感支持。

2. 个性化健康教育　根据患者的文化程度、性格特点选择恰当的教育方式,详细讲解疾病的相关知识。

3. 用药护理　向患者详细解释所用药物的名称与作用,并告知可能产生的不良反应及预防方法。

4. 体位选择　患者常伴有呼吸困难,协助患者取半卧位,改善呼吸状况;端坐位时,可帮助患者伏在软枕上,防止肺部淤血。在骶尾部垫软枕,提高患者舒适度。

5. 睡眠护理　密切关注患者的睡眠质量,必要时给予安眠药,使患者休息充分,以减轻心脏负荷。

6. 环境舒适　为患者提供安静舒适的环境,每天开窗通风,限制探访人数,病区内摆放绿色植物,既净化空气又可营造温馨的气氛。

六、双心治疗

双心治疗是指从心血管疾病及心理疾病两方面共同治疗疾病。在常规药物治疗的基础上对患者进行心理干预、行为干预及放松训练,能够在一定程度上减少心理障碍发生的诱发因素,改善患者病情。

（一）心理干预方法

适当关注患者,及时识别患者的心理问题,耐心倾听患者的倾诉并适当解答患者的疑惑,实施引导治疗,减轻负性情绪;通过对患者的健康教育,帮助患者养成良好的生活习惯;协助患者克服认知上的误区、错误的判断、不合理的思考方式,改变消极悲观情绪,树立战胜疾病的信心。

（二）行为干预方法

患者入院后及时向其讲解慢性心力衰竭的相关知识,包括发病原因、临床表现、治疗方法、药物使用、护理技巧和疾病转归等,提高其对疾病的认知水平。加强心理保健教育,纠正患者不良生活习惯,如戒烟限酒、科学饮食、合理运动等,同时注意患者的睡眠状态,使用生物反馈放松方法对患者的紧张情绪进行缓解。同时积极动员患者的家属加入进来,增加与患者的交流,多多陪伴,以增加患者恢复健康的信心。

（三）放松训练方法

指导患者仰卧于病床上,在舒缓的音乐下,进行深呼吸训练和身体各部位肌肉的放松训练,每次 $30\sim60$ min,4 周为一疗程,连续治疗 3 个疗程。给予患者规律间歇的有氧训练,以改善心力衰竭患者的心功能,减少焦虑、抑郁情绪的产生。使用双心医学模式,即从心脏、心理双重角度给予关注、治疗与疏导,对心力衰竭患者进行干预,可以显著降低患者的焦虑抑郁程度。

七、同伴支持模式

同伴支持模式即将具有相似疾病和治疗经历的患者组成同伴小组,相互提供科学的疾病管理经验,达到认知互补及生活互助的目的,促使其自觉采取科学的健康管理方式,增强战胜疾病的信心。

同伴支持的方法

1. 成立同伴支持小组 可根据患者的家庭住址、年龄、心功能分级、兴趣爱好、病程及住院次数等要素进行分组,选拔符合条件的患者担任同伴组长并培训过关,由组长负责发起小组活动。医护人员作为活动的支持与协调者,协助确定活动的时间、场地及主题等,保证各项活动的顺利开展。

2. 定期开展疾病相关知识的讲座、座谈会或同伴面对面交流 在饮食、活动、诱因、心衰症状与控制、药物治疗以及心理调节方式等各个方面进行经验交流,分享自我护理的经验并请自我护理较好的患者进行示范和介绍经验,通过情景演练、角色扮演等方式提高交流效果。鼓励组员提出问题并相互分享,医护人员旁听并参与监督、修正指导。对同伴小组存在的共性问题进行集中解答、示范。讲座和座谈会可间隔举行,视需求可每月组织 1~2 次为宜。

3. 建立微信群或 QQ 群　对因特殊情况无法到场的患者或者患者平时出现的疑难问题,可将材料发到群内,鼓励患者学习并在群内进行积极互动讨论,进行自我健康教育。组长也可有计划的定期选取相关主题,进行疾病相关知识强化和科普宣传。每个微信群需要有医护人员加入,如发现患者的互动交流中存在不正确的知识、行为等,及时给予解答和纠正。及时发现群里患者存在的健康问题并进行健康教育,支持鼓励患者养成健康的自我护理、自我管理的方式。

4. 建立同伴之家　可以在社区活动中心建立同伴之家,为心衰患者提供活动交流的良好平台。每月可举行 1~2 次的文化活动,丰富患者文娱生活,缓解患者的孤独感、陌生感和焦虑感。

八、社会支持

社会支持包括政府、社区、医疗机构和家庭等方面的支持。研究表明,患者获得及感知到的社会支持越多,其内在希望水平越高。应创造条件参加社会医保,减轻经济压力;医护人员应鼓励、支持、关心和理解患者,建立良好的医患关系,增强患者战胜疾病的信心和希望。家属要给予患者物质和情感上的有力支持,使其感受到家庭的温暖,减缓紧张和焦虑情绪。医护人员指导患者家属学习观察判断病情,以便科学地健康管理。

社会支持的要点

1. 病情监测　每日监测并记录血压、体质量及 24 h 液体出入量。

2. 科学饮食　饮食原则为少量多餐,低热,易消化,限盐限饮,预防便秘。根据患者心功能限制食盐量:心功能 Ⅱ 级食盐 <5 g/d,心功能 Ⅲ 级食盐 <2.5 g/d,心功能 Ⅳ 级食盐 <1 g/d 或忌盐;水分控制在 1.5~2.0 L/d。

3. 风险识别　强化健康管理意识,夜间平卧或活动后出现气短、夜尿增多等情况,应及时就医。

4. 定期随访　随访方式可以选择门诊随访、社区访视及居家远程监护等。随访内容包括监测症状、体征、心功能分级、心率、血压、体重、尿量、服药情况以及对治疗的依从性等;必要时可以进行 BNP/NT-proBNP、超声心动图、心电图等检查;密切关注患者有无焦虑及抑郁等负性情绪,对病情不稳定和需药物调整的患者适当增加随访频率,每 2 周一次,病情稳定后可改为每 1~2 个月一次。及时记录随访信息,建立医疗健康档案。

九、药物治疗

药物治疗应遵循《心力衰竭合理用药指南》(第 2 版),严格用药。一般遵循小剂量起始,同时兼顾个体化,尽量避免复杂方案,密切观察药物的不良反应。出现不适及时给予暂停或调整用药,不可随意停用药物,必须遵照医生的医嘱进行添加或调整药物。针对可能存在焦虑、抑郁等负性情绪的患者,可以采用 Beck 抑郁量表、老年抑郁量表以及医院焦虑抑郁量表等相关的筛查量表评估患者的心理状况,对焦虑抑郁程度较轻的患者可采用普通心理干预,如疏导、安慰、认知疗法、放松训练等;如出现较严重的焦虑抑郁等负性心理时,则需酌情应用抗焦虑或抗抑郁等心理治疗药物。β 受体阻滞剂对能否治疗焦虑、抑郁虽然存在一定的争议,但是该药物曾是用于抗焦虑治疗的辅助用药,且效果较好。三环类抗抑郁药由于可能导致低血压、心律失常以及心功能恶化,应当避免使用。

第八章 心力衰竭患者的健康风险管理

第一节 心力衰竭患者健康风险管理的意义

一、什么是健康风险管理

人类在生命过程中会经历胎儿期、婴幼儿期、儿童期、青少年期、成年期、老年期到死亡的不同阶段,这是人类整个生命的完整过程。现实生活中,人们的生存寿命有长有短,是什么影响了我们的寿命呢?

答案是不可预料的自然灾害和意外、自身的健康状态。尽管不可预料的自然灾害和意外是无法控制的因素,但我们自身的健康状态是可以掌控的。影响健康的主要因素有五种,即:生物因素、心理因素、环境因素、行为与生活方式以及医疗保健服务体系。健康风险影响健康的过程是一个慢性渐变的发展过程,是在健康风险因素没有得到有效管理的情况下,持续对身体健康造成的不良影响。

健康风险管理发源地在美国,最初起源于健康保险经营的需要。在很多发达国家,各大保险公司均有健康风险管理发展战略,以及针对糖尿病、冠心病等慢性疾病管理实施方案。但在我国,鉴于健康保险尚处于发展的初级阶段,保险公司健康保险业务起步较晚,健康保险产品同质化现象较为严重等原因,许多保险公司没有自己的健康风险管理体系。因此,健康风险管理与健康保险的结合还不像发达国家那样紧密。

健康风险管理作为一门学科兴起是由于近二三十年人类健康和社会发展的迫切需要,如人的寿命延长和各种慢性病的增加,以及由此造成的医疗费用大幅度上升。为了促进个人健康水平的提高并控制医疗费用的激增,健康风险管理行业的发展起到了有力地推动。

健康风险管理不等同于疾病管理。疾病管理关注的是"病",尤其是常见的慢性疾病,例如心力衰竭、高血压、冠心病、糖尿病、慢性阻塞性肺疾病、睡眠呼吸暂停综合征、哮喘、肾功能不全、肥胖、肿瘤等常见疾病,并减少未来的相关并发症。从健康风险管理的发展史看,疾病管理实则是健康风险管理发展的第二阶段,由第一阶段的管理式医疗(managed care)和健康服务的需求管理发展而来。疾病管理强调对疾病发生后的管理,而忽视疾病的预防;另外疾病管理通常着眼于某一类疾病,却忽视了人是一个整体,需要从综合的角度看待健康的管理。这些不足在近20年的发展中亦逐渐显现出来。

健康风险管理(health risk management)是针对人群各个健康状态的风险因素,以及发病率高、危害大,且医疗费用较大的一些慢性非传染性疾病进行风险评估及干预,以期维持或改善人群的健康水平,降低慢性非传染性疾病的发生率、恶化率和并发症发生率,并合理控制人群医疗费用维持在适度范围。相对于一般所说的健康管理,健康风险管理更强调群体健康水平的整体提升。

健康风险管理是指通过有效地鉴别个人及人群的健康危险状态,针对不同风险程度人群,采取不同等级干预措施,并提高干预的有效性,同时监测干预后的效果。与单纯疾病诊治不同,健康风险管理的对象包括患病和未患病的所有人群,重点为具有慢性疾病的高危人群服务。其目的是通过调动管理对象的自觉性及主动性,合理利用医疗资源以最大化改善健康,从而预防控制疾病的发生和发展,提高人们的生活质量,降低疾病造成的经济负担等。

实现健康风险的管理首先是要找到健康风险和影响健康的风险因素,再对健康风险进行评估和排序,然后针对不同的健康风险和健康风险因素实施对应的干预措施,最后针对干预方法、方案效果进行评价和调整,最终实现健康的完整管理过程。

但是我们同样要客观认识到,在中国,无论从规模还是介入层次看,健康风险管理仍是一个新事物。有关健康风险管理、健康产业的内涵外延、实际运作都有待我们进一步认识和澄清。

二、健康风险管理在心力衰竭患者中的重要性

心力衰竭是世界卫生组织面临的主要公共健康问题之一,在中国推行健康风险管理势在必行,刻不容缓。2018年发布的《中国心力衰竭诊断和治疗指南》及《心力衰竭的管理:内科卷》等多种文献中提道:心衰是各种心脏疾病的严重表现或晚期阶段,死亡率和再住院率居高不下,发达国家的心衰患病率为1.5%～2.0%,≥70岁人群患病率≥10%,且随年龄增加而急剧增高。流行病学调查显示,我国35～74岁成人心衰患病率约为0.9%,城市高于农村。

随着我国人口老龄化剧增,冠心病、高血压、糖尿病、肥胖等慢性病的发病呈上升趋势,加之医疗水平的提高使心脏疾病患者生存期延长,导致我国心衰患病率呈持续升高趋势。在过去的 30 年中,心衰发病率稳定,但随人群年龄的增加,预期患病率会增高,且住院率在近 20 年中也不断上升。Framingham 研究和鹿特丹研究表明,年龄 40～45 岁人群中发生心力衰竭的终身危险性高达 1/4～1/3。对国内 10714 例住院心衰患者的调查显示:1980 年、1990 年、2000 年心衰患者住院期间病死率分别为 15.4%、12.3% 和 6.2%,主要死亡原因依次为左心衰竭(59%)、心律失常(13%)和心脏性猝死(13%)。

心衰是一种进展性疾病,随着疾病的发展,临床症状会不断加重,甚至影响生命。心衰会直接影响患者的工作,限制日常活动,带来焦虑、抑郁等负面情绪,同时由于心衰患者可能需要反复住院,这也会给家庭和社会带来沉重的经济负担。随着医疗技术水平的提升,尽管心力衰竭患者的预后有所改善,但其仍是一种恶性疾病,首次心力衰竭后其 1 年死亡率高达 26%～38%。

指南显示:患者缺乏自我管理的知识和技巧是心衰反复住院的重要原因之一,通过风险教育和管理能提高患者的自我管理能力和药物依从性,有助于其改善生活方式。主要内容须涵盖心衰的基础知识、症状监控、药物治疗及依从性、饮食指导和生活方式干预等。临床证据亦显示:通过控制心衰危险因素、治疗无症状的左心室收缩功能异常等,有助于延缓或预防心衰的发生。因此,对所有心衰患者进行风险管理,做好临床评估以识别心衰危险因素,具有重要意义。

作为健康风险管理的主要环节——健康风险评估,它是有效的健康教育的工具,通过向人们介绍不同疾病与其致病因素的关系,使人们了解开展健康管理、从生活方式和健康认知方面改变致病因素、降低致病因素危害度的重要性。健康风险评估可以为人们提供健康管理行动指南,使人们有针对性地实行生活方式干预,开展健康促进、降低健康风险因素或全面维持身心健康。对于常见病、慢性病患者,健康风险评估也可起到不可替代的作用。健康风险评估可以为患者提供合理化建议,促使患者积极配合诊治;注意落实非医疗干预、严格控制生活方式,在全面疾病管理中起到非常关键的作用。

第二节 关注早期疾病信号,加强心力衰竭预防

一、积极控制引起心力衰竭的原因

心力衰竭是慢性、自发进展性疾病,建议对所有患者进行临床评估以识别心衰危险因素,临床证据显示通过积极控制引起心力衰竭的原因有助于延缓或预防心衰的发生。

（一）心力衰竭的危险因素

1. 原发性高血压 原发性高血压是导致心力衰竭的主要原因,又是诱发心力衰竭或者使慢性心力衰竭急性失代偿的重要危险因素,长期有效控制血压可以使心衰风险降低50%。对存在多种心血管疾病危险因素、靶器官损伤或心血管疾病的高血压患者,血压应控制在130/80 mmHg以下。

2. 高脂血症 伴高脂血症患者属于心力衰竭阶段A,以后逐渐可以进展到有结构性心脏病（如左房扩大、室间隔肥厚、心肌梗死）的阶段B,甚至有心力衰竭症状的阶段C。根据血脂异常指南进行调脂治疗以降低心衰发生的风险。对冠心病患者或冠心病高危人群,推荐使用他汀类药物预防心衰。

3. 糖尿病 糖尿病不仅是冠心病的主要危险因素,也是心衰发生的独立危险因素,尤其女性患者发生心衰的风险更高,伴糖尿病的心力衰竭患者预后更差。推荐根据目前糖尿病指南控制糖尿病,积极治疗糖尿病和控制血糖对于预防心力衰竭和提高心力衰竭治疗效果,以及改善心力衰竭的预后均有重要意义。钠-葡萄糖协同转运蛋白2抑制剂（恩格列净或卡格列净）能够降低具有心血管高危风险的2型糖尿病患者死亡率和心衰住院率。

4. 稳定型冠心病 冠心病和心力衰竭的伴发关系很常见,冠心病在我国已成为心力衰竭最主要原因。心力衰竭患者应积极预防和处理心肌缺血,包括恰当的应用药物和心脏血运重建技术是防治心力衰竭的重要环节。新发的心肌梗死将显著增加心力衰竭患者死亡风险。

5. 心脏瓣膜病 心脏瓣膜病既是心力衰竭的原因,也是其并发症,心瓣膜功能障碍包括器质性和功能性两大类,病因有先天性、风湿性、老年退行性变。心瓣膜病的早期矫治成为大的趋势,心瓣膜手术已非常成熟。任何内科治疗或药物都不能消除或缓解心瓣膜的器质性损害,药物治疗不能提高患者的生存率或替代手术。

6. 其他危险因素 控制肥胖、糖代谢异常有助于预防心衰发生,戒烟和

限酒也有助于预防或延缓心衰的发生。

7. 利钠肽筛查可预测新发心衰的风险　心衰高危人群（高血压、糖尿病、血管疾病等）经利钠肽筛查（BNP＞50 ng/L），然后接受专业团队的管理和干预，可预防心衰发生。建议检测利钠肽水平以筛查心衰高危人群（心衰 A期），控制危险因素和干预生活方式有助于预防左心室功能障碍或新发心衰。

（二）无症状性左心室收缩功能障碍

对心肌梗死后无症状性左心室收缩功能障碍（包括 LVEF 降低/局部室壁活动异常）的患者，推荐使用血管紧张素转换酶抑制剂（ACEI）和 β 受体阻滞剂以预防和延缓心衰发生，延长寿命；对不能耐受 ACEI 的患者，推荐血管紧张素Ⅱ受体阻滞剂（ARB）。在急性 ST 段抬高型心肌梗死的早期进行冠状动脉介入治疗，减少梗死面积，降低发生 HFrEF 的风险。在急性心肌梗死后尽早使用 ACEI/ARB、β 受体阻滞剂和醛固酮受体拮抗剂，特别是存在左心室收缩功能障碍的患者，可降低心衰住院率和死亡率。所有无症状 LVEF 降低的患者，为预防或延缓心衰发生，推荐使用 ACEI 和 β 受体阻滞剂。存在心脏结构改变（如左心室肥厚）的患者应优化血压控制，预防发展为有症状的心衰。

（三）心力衰竭的诱发因素

1. 心力衰竭的重要诱因是不依从治疗和饮食要求　如钠盐摄入过多，不遵医嘱用药。

2. 心力衰竭突发和急性发作的诱因　严重感染（特别是肺部感染）、心房纤颤伴快速心室率、室性或室上性心动过速、急性心肌梗死和严重心肌缺血、血压骤然升高、急性肺动脉栓塞、急性二尖瓣反流和主动脉瓣关闭不全、急性室间隔缺损，严重的心动过缓也可以诱发心力衰竭。

3. 慢性心力衰竭发生的诱因　液体入量控制不佳（静脉输液、输血量过多过快，饮水、饮食量过多）；基础疾病治疗不当：慢性贫血、甲状腺功能亢进症或甲状腺功能减退症、心绞痛、心律失常、无症状性心肌缺血；过量、不恰当的药物应用（非甾体消炎药、非二氢吡啶类钙拮抗剂、激素、抗肿瘤药物、噻唑烷酮类降糖药等）；其他如电解质紊乱、睡眠呼吸暂停综合征、过量饮酒、抑郁等。

二、识别早期心力衰竭的信号

慢性心力衰竭是一种复杂的临床综合征，是各种心血管疾病的严重和终末阶段，心血管疾病的最后战场。慢性心力衰竭和其他慢性病一样，临床主要特点是症状、体征反复发作和加重，极大降低了患者的生活质量，每次发作都会使病情加重、病死率增加。

（一）心力衰竭的常见症状体征

1. 呼吸困难　不同程度的呼吸困难（气促）是最常见的症状及主诉。起初表现为劳力性呼吸困难，即活动时气促，随着病情加重，可出现夜间阵发性呼吸困难（高枕睡眠及不能平躺）、端坐呼吸、静息时气促，对仅仅在活动后出现气促的患者，应确定诱发气促的运动量，评估对运动的耐受性。症状严重的患者，轻微活动如洗涤或穿衣均可诱发，此时应评估其日常生活和活动受影响的程度。

2. 疲乏和体力下降　心力衰竭患者常常有疲乏、衰弱和体能逐渐降低。疲乏很难定量，患者自己也很难将疲乏与呼吸困难的症状相区别。疲乏往往继发于心排血量降低和组织灌注不良。原因不明和逐渐加重的疲乏，对于没有出现过心力衰竭的器质性心脏病患者，可能是出现气急等症状的前驱表现；对于病情稳定的慢性心力衰竭患者，可能是病情加重和失代偿的前奏。

3. 水肿　水肿是右心衰竭很常见的体征，是心力衰竭患者存在液体潴留的客观证据。大多数为外周性、呈凹陷性、对称性，出现在身体低垂部位，卧床患者多见于骶尾部、髋部、腰背部，可以活动的患者水肿常见于足踝部，随着病情进展，水肿逐渐扩展到胫前、小腿，严重时可以出现在整个双下肢及全身皮下，右心衰竭的患者除了有外周水肿，还可能有中心性水肿，即体腔积液（腹腔、胸腔、心包、鞘膜积液）。有些患者以中心水肿表现为主，外周水肿较轻。

需要注意的是，体内液体潴留至少达到 $3\sim4$ L 相当于体重的 5% 左右，才会出现外周性水肿，所以水肿不能作为早期液体潴留的敏感指标，而体重是更早期、更敏感的评估液体潴留指标。为了发现隐性的液体潴留，心力衰竭尤其是有过水肿的患者应每天称量并记录体重，体重逐渐增加（3 天增加 2 kg），无其他原因可以解释的，提示有容量超负荷的情况，要警惕急性心力衰竭的发生。

4. 其他　包括颈静脉怒张、肝颈回流征阳性、听诊肺部啰音；食欲下降、厌食、恶心、腹胀等。

（二）有以下情况应视为可疑心力衰竭

1. 有明确可导致心力衰竭的器质性心脏病或危险因素，如各种类型的冠心病、长期高血压、糖尿病、血脂异常、心脏瓣膜病（风湿性或老年瓣膜病）、心肌病等。

2. 无明显诱因下出现近期运动耐量明显降低。

3. 不明原因的自觉疲劳乏力,且进行性加重。

此时应进一步检查,以明确是否存在肺淤血、双下肢凹陷性水肿、体重增加等液体潴留现象。BNP/NT-proBNP 检测很有价值,其水平显著升高有助于做出心力衰竭的诊断,如果在正常范围则可以大致排除心力衰竭。

（三）以下情况可考虑为早期心力衰竭

1. 心率较平时静息状态下明显增加 10～15 次/分。

2. 睡眠高枕和(或)夜间阵发性呼吸困难。

3. 两肺底有细湿啰音,提示肺淤血。

4. 心脏听诊出现第三、第四心音,形成奔马律。

5. 此时测定 BNP/NT-proBNP 有助于心力衰竭诊断。

（四）以下情况可以明确诊断为慢性收缩性心力衰竭

1. 有心力衰竭的主要症状,如气急。

2. 有心力衰竭的主要体征,如双下肢及全身水肿、体重明显增加。

3. LVEF<40%,伴左心室和(或)全心明显增大。

4. BNP/NT-proBNP 水平显著升高。

（五）重视舒张性心力衰竭

舒张性心力衰竭的患者流行病学特点:大多数为老年、女性、有长期高血压病史,部分患者伴有心房纤颤、糖尿病、肥胖、外周血管疾病或脑卒中。临床表现有以下几个方面:

1. 有心力衰竭的症状。

2. 有心力衰竭的体征。

3. LVEF>45%,左心室和全心不大。

4. 存在心脏结构性改变的证据:左心房增大、左心室肥厚或心肌梗死;和(或)舒张性心功能障碍,并可排除心瓣膜疾病、心包病、心肌病等。

（六）认识无症状心力衰竭

现代心力衰竭防治的重要理念之一是预防出现心力衰竭的症状,所以及时发现无症状心力衰竭患者非常重要,从无症状发展到有心力衰竭的症状,这两者的预后完全不一样。积极有效的药物治疗,可以显著延缓疾病发展至有症状的心力衰竭。超声心动图检查发现大约 50% 的患者有左室收缩功能障碍,但是没有心衰症状,这部分患者的临床特点包括:男性居多、心电图异常、左心室肥厚、Q 波、左束支传导阻滞、心房颤动、肾功能异常、冠心病。对于高危人群:有冠心病病史或心电图异常,常规进行超声心动图检查,及时发现无症状的心力衰竭。

三、知晓心力衰竭发作后的处理

（一）慢性心力衰竭的综合管理

慢性心力衰竭的综合管理包括：康复治疗、随访管理、系统协调管理及患者教育等。临床实践和研究充分证明，良好的患者健康教育，可显著提高治疗效果，有助于改善预后，医护人员应给予患者专业解释和指导，让患者充分了解自身疾病、与心力衰竭有关的基本知识以及常见情况的处理措施。

1. 每日称量并记录体重　称量体重时注意：使用同一体重计，晨起空腹，排空小便，穿相同衣服鞋袜，必要时由家属协助。以保证称量过程安全。

2. 每日测量并记录血压、心率　选择在晨起安静休息状态时测量，可以使用腕式电子血压计。

3. 心力衰竭加重时的常见症状、体征　如疲乏加重、活动耐受性降低、气急加剧、静息心率增加 10～20 次/分、双下肢水肿加重、体重增加等。

4. 尝试自行调整基本治疗药物的使用　出现上述心力衰竭加重的表现，或者 3～5 天体重增加 2～3kg，可以增加口服利尿剂的用量，清晨静息心率≥70 次/分，可以适当增加 β 受体阻滞剂的剂量。当血压呈下降趋势，或≤120/70mmHg，这时治疗心力衰竭的常用药物不宜加量，包括 ACEI、β 受体阻滞剂、醛固酮拮抗剂等，不要同时服用所有药物，将这些药物分别在一天内不同时间点口服。

5. 避免诱发心力衰竭加重的情况　体力活动过度增加、情绪激动或精神刺激、各种感染特别是呼吸道感染、钠盐摄入及饮水过多、不遵从医嘱擅自停药、减量或者加用其他药物（非甾体消炎药、抗心律失常药物等）。

6. 牢记需要立即就诊的情况　持续性心力衰竭加重、体重增加、血压增高或降低、心率加快或心动过缓、心脏节律显著改变（从规则转为不规则、从不规则转为规则、出现频发的室性早搏）。

（二）慢性心力衰竭急性失代偿的处理

慢性心衰患者出现心衰的急性加重是急性心力衰竭的一种表现形式，临床上多数急性心衰患者经住院治疗后症状部分缓解，而转入慢性心衰；慢性心衰患者常因各种诱因急性加重而需住院治疗。大多数为急性左心功能衰竭，也可以表现为右心心力衰竭。急性左心衰以肺水肿或心源性休克为主要表现，突然发生极度的呼吸困难，强迫坐位，呼吸频率可达 30～40 次/分，频繁咳嗽，咳粉红色泡沫痰，面色灰白、烦躁、发绀，极重者神志模糊，发病开始可以有一过性血压升高,以后可持续下降直至休克。听诊两肺布满湿性啰音、哮鸣音,心尖部第一心音减弱,频率增快,闻及舒张期奔马律,肺动脉第二心音亢进。这种情况下,居家的慢性心力衰竭患者应立即拨打120,紧急需求帮助。

表8-1 慢性心力衰竭急性失代偿期的常见症状及体征

症　　状	体　　征
活动后气促	体质量迅速增加
端坐呼吸	脉搏不齐
夜间阵发性呼吸困难	血压一过性升高,之后下降
静息时气促	面色灰白、发绀、大汗、皮肤湿冷
疲乏	颈静脉压增高
体力下降	心脏听诊闻及舒张期奔马律
恶心、纳差、厌食	两肺湿性啰音、哮鸣音
右上腹胀痛双下肢、全身凹陷性水肿	体腔积液
眩晕	尿量减少
频繁咳嗽	心悸
烦躁不安	心率>120 次/分
咳粉红色泡沫痰	

1. 体位

(1)出现突发性端坐呼吸、夜间阵发性呼吸困难时,提示患者肺水肿,需要提供高背、高枕等支托物协助患者取端坐位,拉起床档,以防止患者坠床。

(2)出现持续性低血压,伴皮肤湿冷、苍白和发绀,尿量减少,意识障碍时,应迅速采取平卧位。

(3)出现低血压(严重者)、肢端温度降低、皮肤充盈下降、口渴、口干、皮肤干燥等低血容量表现时,应迅速采取平卧位或休克卧位,抬高头部及下肢,以增加回心血量,并注意保暖,必要时应立即给予补液等抗休克处理。

(4)采取半卧位或坐位易导致心输出量减少,建议无明显呼吸困难的患者采取自感舒适体位,半坐卧位角度以 30°以下为宜。

2. 氧疗

为急性心力衰竭患者进行面罩吸氧是院前及院内治疗的一种常用方法,现已明确,对血氧正常的患者给氧有导致其体循环阻力增加、心输出量降低的风险。尽管很少有证据显示,增加氧供量能改善预后,但对于伴有低氧血症的急性心衰患者,维持血氧饱和度在95%~98%的水平有助于防止外周脏器衰竭。

(1)鼻导管给氧从低氧流量(1~2 L/min)开始,根据动脉血气分析结果,调整氧流量至4 L/min。

(2)面罩给氧适用于伴呼吸性碱中毒患者,以及未合并二氧化碳潴留,需要高流量吸氧(4~10 L/min)的患者。

(3)机械通气辅助治疗无创呼吸机辅助通气适用于肺水肿和严重呼吸窘迫,且药物治疗不能改善的患者,采用持续气道正压通气(CPAP)或双向间歇气道正压通气(BiPAP)两种模式。

(4)氧气治疗期间,护士应持续监测脉搏血氧饱和度(SpO_2)和(或)血气分析,并评估患者的主观症状以评价氧疗的效果。

3. 镇静阿片类药物(如吗啡)可抑制中枢交感神经,使外周血管扩张以减少回心血量,降低心脏负荷,缓解焦虑、烦躁,直接松弛支气管平滑肌改善通气,急性肺水肿患者可谨慎使用。应密切观察疗效和呼吸抑制的不良反应,伴明显和持续低血压、休克、意识障碍、COPD等患者禁忌使用。苯二氮䓬类药物是较为安全的抗焦虑和镇静剂。

4. 对于急性心力衰竭伴肺循环和(或)体循环明显淤血以及容量负荷过重的患者,应首选静脉应用袢利尿剂(如呋塞米、托拉塞米、布美他尼),可在短时间里迅速降低容量负荷,需要及早应用。使用利尿剂注意维持水、电解质平衡。

5. 氨茶碱可以减轻支气管痉挛,具有扩张外周血管和强心、利尿的作用。

6. 应用血管扩张剂。此类药可用于急性心力衰竭早期阶段,以快速改善患者的充血症状,改善心功能,减低心肌耗氧量。静脉使用血管扩张剂过程中要密切监测血压,根据血压动态调整至合适的维持剂量。收缩压水平是评估此类药物能否使用的重要标准。收缩压>110 mmHg通常可以安全使用;在90~110 mmHg之间应慎用;收缩压<90 mmHg,则禁忌使用,因可能增加死亡率。常用的药物有硝酸甘油和硝普钠。硝酸甘油小剂量使用时只扩张静脉,剂量增加时可以扩张冠状动脉,尤其适用于急性心肌梗死合并高血压的患者。硝普钠同时扩张动静脉,减低心脏前后负荷。

7. 正性肌力药可缓解组织低灌注所致的症状,保证重要脏器血液供应,适用于低心排综合征,如伴有症状性低血压或心排血量降低伴循环淤血的患者,对于血压较低、对血管扩张药物和利尿剂不耐受或反应不佳的患者尤其有效。洋地黄类药物适用于心房纤颤伴快速心室率的患者;急性心力衰竭伴低血压的患者可以使用多巴胺,小剂量多巴胺[$<2\ \mu g/(min\cdot kg)$],降低外周阻力,改善肾灌注,中等剂量[$2\sim10\ \mu g/(min\cdot kg)$],增加心肌收缩力和心排血量;顽固性心力衰竭患者可以使多巴酚丁胺、米力农等药物。

8. 血液超滤可以消除潴留的钠和水,从而减少利尿药的剂量,可以控制每天的液体排出量,适用于顽固难治性水肿、药物治疗无反应(包括利尿剂抵抗)、血肌酐水平显著升高,以及伴严重低钠血症的患者。

9. 主动脉内球囊反搏(IABP)可有效降低心肌耗氧量和增加心排血量,适用于急性心肌梗死或严重心肌缺血并发心源性休克,且不能由药物纠正;伴血流动力学障碍的严重冠心病(如急性心肌梗死伴机械并发症);心肌缺血或急性重症心肌炎伴顽固性肺水肿;作为左心室辅助装置(left ventricular assist device,LVAD)或心脏移植前的过度治疗。

10. 容量管理急性心衰患者液体摄入量,更应严格控制,尤其是肺淤血、体循环淤血明显者,无明显低血容量因素(大出血、严重脱水、大汗淋漓等)时,每天摄入液体量一般宜在 1 500 ml 以内,不要超过 2 000 ml。保持每天出入量负平衡约 500 ml,注意防止出现低血容量、电解质紊乱(低钾血症、低钠血症、低氯血症),严重肺水肿者水负平衡为 1 000~2 000 ml/d,甚至可达 3 000~5 000 ml/d,以减少水钠潴留,缓解症状;3~5 天后,如肺淤血、水肿明显消退,应减少水负平衡量,逐渐过渡到出入量大体平衡。容量负荷过重者,限制钠摄入<2.0 g/d,无须常规和严格限钠,正常饮食可以改善预后,限钠对于肾功能和神经体液机制有不利作用。静脉入量过多有可能加重患者心肾功能恶化,增加病死率,延长住院时间。

第三节　积极治疗合并症　重视心力衰竭整体防治

一、心力衰竭常见的合并症

心力衰竭患者常存在多种合并症,尤其是老年患者,使治疗变得复杂且影响预后。合并症是一种慢性疾病,在人体中与另一种疾病共同存在。主要包括心脑血管疾病,如心律失常、高血压、高脂血症、心脏瓣膜病等及非心脑血管疾病,如糖尿病、气道阻塞性疾病、贫血、肾功能不全等两类。

(一)心律失常

在左心室收缩功能减低的患者中,心力衰竭是形成心律失常的基础。大部分心力衰竭患者死于致命性心律失常,尤其当心力衰竭进一步加重时,总死亡率和猝死发生率均增加。据研究,心源性猝死占 NYHA Ⅱ 级死亡患者的 50%～80%,在 NYHA Ⅲ 级死亡患者中占 30%～50%,在 NYHA Ⅳ 级患者中约占 30%。心衰患者可并发不同类型的心律失常,如心房颤动(房颤)、室性心律失常等。房颤是心衰最常合并的一种心律失常,二者危险因素相似,常相互影响、互为因果。弗雷明翰心脏研究显示,在新发心衰患者中超过半数合并房颤,在新发房颤患者中超过 1/3 合并心衰,当二者同时存在时死亡风险则更高。心衰合并房颤时可引起血栓栓塞风险进一步增加。电解质紊乱、心肌缺血、使用致心律失常药物等因素均可导致室性心律失常的发生,可同时伴血流动力学不稳定而危及生命。无论是原先存在的心律失常还是新发的心律失常,均可促发心力衰竭,且预后不佳。

(二)高血压

高血压是最重要和最常见的心衰病因,我国心衰合并高血压患者的比率约为 50.9%。合并高血压的慢性心衰患者,早期常表现为射血分数保留,晚期或合并其他病因时则表现为射血分数下降。当心脏储备降低加上后负荷增高(常见于舒张性心力衰竭时)时,可致左室充盈压增高,并增加肺血管压力而引发或加重肺淤血。

(三)冠心病

冠心病是心衰另一常见的病因,尤其是心肌梗死后心室重构会导致慢性心衰的发病率升高。对于心衰患者,考虑和判断有无心肌缺血非常关键,推荐使用无创的影像学检查明确是否存在冠心病,而有冠心病危险因素、无创检查提示存在心肌缺血的心衰患者,建议行冠状动脉造影术。

(四)心脏瓣膜病

心脏瓣膜病可引发心衰或促使心衰加重。心脏瓣膜病变的常见类型是狭窄或关闭不全,一旦出现狭窄和(或)关闭不全,可影响正常的血液循环,加重心脏负荷,进而引起心功能损害,导致或加重心力衰竭。

(五)贫血与铁缺乏症

贫血与心衰的严重程度和不良预后密切相关,应积极查找贫血病因。世界卫生组织将贫血定义为血红蛋白:男性≤13 g/d,女性≤12 g/d,但由于研究的心力衰竭人群、研究方法不同、采用的诊断标准不同,导致心衰合并贫血的发病率在 10%～49% 之间波动。此外,50% 慢性心衰患者合并铁缺乏。

无基础心脏疾病时贫血很少引起心衰,但重度贫血(血红蛋白<50 g/L)可引起高输出量心衰。在 NYHA Ⅳ 级的心力衰竭患者中,贫血患病率高达

79％,且住院心衰患者的贫血发病率明显高于门诊患者,可见贫血更常见于病情较重的患者中。目前越来越多的研究数据显示,贫血是心衰患者产生不良后果的独立危险因素,因此关注贫血成为心力衰竭治疗的潜在目标。

（六）糖尿病

糖尿病可增加心力衰竭的患病风险,男性糖尿病患者发生心衰的风险是同年龄组无糖尿病者的 2 倍,而女性达 5 倍。即使纠正了高血压、冠心病、高脂血症、肥胖等危险因素,糖尿病患者发生心衰的风险依然较高。心衰与糖尿病常同时存在,相互增加发生风险,且影响也是相互的。在心衰患者的临床试验中,2 型糖尿病的检出率约为 30％～40％。据统计,糖尿病患者心衰患病率约是普通人群 4 倍。糖尿病会显著增加缺血性心脏病患者心衰的风险,且增加心衰患者的死亡率,而心衰也增加了糖尿病的发病风险,糖尿病本身也会引起糖尿病心肌病,后期可出现收缩功能障碍。心衰合并糖尿病患者的心衰住院和心血管死亡率更高。

（七）肾功能不全

原发肾脏疾病是心力衰竭的高危因素,能加速冠状动脉粥样硬化,伴发高血压和液体潴留。心衰与慢性肾病常合并存在,30％～40％的心衰患者合并慢性肾脏病(CKD),合并肾功能不全的心衰患者预后更差。心脏合并肾脏功能障碍被称为"心肾综合征",二者相互影响、互为因果。CKD 通过多种机制加重心力衰竭,包括钠潴留、贫血、炎症和尿毒症毒素以及 RASS 和交感神经激活;而合并心衰时,低心排血量、动脉粥样硬化、炎症反应及静脉压增高等机制可同时进一步影响肾功能。

（八）慢性阻塞性肺病

心衰患者常合并慢性阻塞性肺病(COPD),尤其是 HFpEF 患病率更高,其原因可能为肺实质病变导致肺静脉及左室充盈异常。心衰也常可导致肺功能的异常。COPD 对心衰患者的主要影响是增加非心血管死亡率。COPD对 HFpEF 死亡率影响更大,原因为气流受限导致左心室舒张期充盈异常。

（九）睡眠呼吸障碍

心衰患者常合并睡眠呼吸障碍,并与其严重程度和预后相关,包括阻塞性睡眠呼吸暂停(OSA)、中枢睡眠呼吸暂停(CSA)两大类型,两者产生的病理生理机制不同。稳定心衰更常见,大约有 11％心衰患者合并 OSA,40％合并 CSA。OSA 可能是心血管疾病的一项危险因素,可导致神经体液与免疫功能的紊乱;另一方面,心力衰竭可导致 CSA,增加心律失常及心衰恶化的风险。

（十）认知功能障碍

心衰患者中 35%～50% 合并认知功能障碍,原因与心衰导致心输出量降低,进而影响边缘脑灌注血流量有关。此外,心衰患者合并脑血管疾病,也能影响患者的认知功能。

（十一）肥胖

肥胖可改变心脏结构和血流动力学,增加心血管事件的危险性,加重心衰恶化。近期研究显示,在心力衰竭患者中,肥胖与死亡率增加没有关系,但与提高患者存活率有关。

二、心力衰竭合并症的处理

心力衰竭合并症不但常见,且易导致病情难以控制,我们需尽早识别和评估,判断其与心衰预后的相关性,并进行合理、规范的治疗,从而控制心衰合并症,改善患者症状和预后。

（一）心律失常

心衰患者合并心律失常,首先要治疗基础疾病,改善心功能,纠正神经内分泌过度激活,并注意避免诱发因素。预防心律失常所致的并发症和死亡率,已成为心力衰竭处理中重要的部分。

对心衰合并房颤患者进行心室率控制与节律控制对预后同等重要。建议将患者心室率控制在 60～100 次/分,不超过 110 次/分,以减少运动和静息时的症状。对于 NYHA 心功能I～Ⅲ级的患者,首选 β 受体阻滞剂口服(I,A);对 β 受体阻滞剂有禁忌证、不能耐受或反应欠佳者,射血分数下降(HFrEF)的心衰患者可用地高辛(Ⅱa,B),射血分数保留(HFpEF)的心衰患者可用非二氢吡啶类钙通道阻滞剂(Ⅱa,B);均不耐受者可以考虑胺碘酮,或在 β 受体阻滞剂或地高辛的基础上加用胺碘酮(Ⅱb,C)。NYHA 心功能Ⅳ级患者,应考虑静脉使用胺碘酮或洋地黄类药物(Ⅱa,B)。在节律控制方面,建议在适当抗凝和控制心室率的基础上进行心脏电复律,使用抗心律失常药物和射频消融等治疗,但应注意掌握各种治疗方法的适应证。此外,当心衰合并房颤时建议使用 CHA_2DS_2-VASc 和 HAS-BLED 评分表对患者进行栓塞和出血风险评估,以权衡抗凝治疗的出血风险与获益(I,B)。

室性心律失常应首先要评估并纠正导致室性心律失常的诱因。β 受体阻滞剂是唯一可减少 HFrEF 患者猝死的抗心律失常药物(I,A)。有症状或持续性室速、室颤患者,推荐植入 ICD 以提高生存率(I,A)。已植入 ICD 患者,经优化药物治疗后仍有症状性心律失常发生或反复放电,可考虑予胺碘酮（Ⅱa,C）和/（或）行导管消融术（Ⅱa,C）。对于非持续性、无症状的室性心律失常患者，除β受体阻滞剂外，不建议应用其他抗心律失常药物（Ⅲ,A）。急性心衰出现血流动力学不稳定的持续性室速或室颤患者，首选电复律或电除颤，之后可静脉使用胺碘酮预防复发（Ⅰ,C），对于伴"交感风暴"的患者可加用β受体阻滞剂。以上药物无效时，也可应用利多卡因（Ⅱb,C）。发生尖端扭转型室速时，可静脉使用硫酸镁以终止发作。

（二）高血压

有效控制血压，可改善心衰合并高血压患者的预后，降低入院率及心血管事件的发生，预防高血压相关的并发症发生。按照目前高血压指南，建议该类患者将血压控制在130/80 mmHg以下（Ⅰ,C）。降压药物推荐优选ACEI/ARB、β受体阻滞剂（Ⅱa,C）。存在容量负荷过重的患者首选利尿剂。若血压控制不理想，可联合使用氨氯地平（Ⅰ,A）或非洛地平（Ⅱa,B）。

（三）冠心病

对于合并冠心病的慢性心衰患者应进行冠心病二级预防，该类患者使用曲美他嗪有助于改善左室射血分数、心功能和运动耐量，降低再入院率和死亡风险。对于伴心绞痛的HFrEF患者，首选β受体阻滞剂（Ⅰ,A）；若β受体阻滞剂不耐受或达到最大剂量，窦性心律且心率仍≥70次/分，可加用伊伐布雷定（Ⅱ,B）；有心绞痛症状患者可加用硝酸酯类药物。经优化药物治疗仍有心绞痛以及急性冠状动脉综合征导致的急性心衰患者，应遵循国内外相关指南进行治疗。

（四）心脏瓣膜病

对于出现水钠潴留等心衰表现的心脏瓣膜病患者，可使用利尿剂，对出现快速房颤者应注意心室率的控制，对于有血栓危险和并发症者则需进行抗凝治疗。同时应预防感染，避免劳累、情绪激动、水钠摄入过多等心衰的诱发因素。对有症状的慢性心衰合并心脏瓣膜病患者以及急性心衰合并瓣膜病的患者，人工心脏瓣膜置换或瓣膜成形等手术治疗的价值是肯定的，但需要在充分评估适应证、禁忌证和预后的基础上，制定治疗方案。

（五）贫血与铁缺乏症

补充铁剂纠正贫血能改善心脏重构，但不同的给药途径可能带来不同疗效。口服铁剂简单易行，但其对胃肠道刺激大，不良反应较多，吸收率仅为6%～20%。研究显示，口服补铁并未改善心衰患者的症状及预后；静脉补充铁剂疗效优于口服，可减轻心衰症状，改善活动耐力和生活质量；输血可作为严重贫血患者的紧急治疗手段。

（六）糖尿病

对心衰合并糖尿病的患者应逐渐、适度控制血糖,目标应个体化,建议将糖化血红蛋白控制在 8% 以下,避免低血糖事件,以防恶性心律失常和猝死的发生。不同降糖药物对心衰的影响不同,使用时应注意个体化。二甲双胍可降低心衰患者全因死亡率和心衰住院率。建议二甲双胍作为糖尿病合并慢性心衰患者一线用药（Ⅱa,C）,但禁用于有严重肝肾功能损害者,因为存在乳酸性酸中毒的风险。噻唑烷二酮类可引起水钠潴留,增加心衰恶化或住院风险,故不建议用于症状性心衰患者。

（七）肾功能不全

心力衰竭合并肾功能不全治疗时应同时兼顾心脏和肾脏。多项研究证实,肾功能标志物如血清肌酐、肾小球滤过率、血尿素氮等对预后有较强的预测价值,亦能反映患者血流动力学状态。心衰合并肾功能不全时,使用 RASS 抑制剂可加重肾功能恶化,可致高钾血症。心衰患者在启动 ACEI、ARB、ARNI 或增加剂量时,需对患者进行充分的评估,并及时对肌酐升高予以处理。

（八）慢性阻塞性肺病

心力衰竭合并 COPD 建议进行早期干预和多学科协助治疗。对于此类患者或怀疑有气道高反应的患者,建议使用心脏选择性 β_1 受体阻滞剂,如美托洛尔、比索洛尔,而不推荐使用卡维地洛。对于行肺功能检查建议在心衰患者病情和容量状态稳定 3 个月后进行,以免肺淤血引起肺泡和支气管外部阻塞,影响检测指标。

（九）睡眠呼吸障碍

持续气道正压通气（CPAP）能够改善阻塞性呼吸暂停及增加氧合,也能降低交感神经活性,增加心脏的收缩功能。多项研究证明,使用 CPAP 治疗可改善患者症状、心功能和生活质量,但不能改善死亡率,CPAP 被认为是 OSA 患者的首选治疗方案,但对 CSA 患者的治疗效果不明确。目前推荐对怀疑有睡眠呼吸障碍的患者需进行睡眠评估,对伴有心血管疾病的阻塞性睡眠呼吸暂停的心衰患者,可采用持续气道正压通气治疗,以改善睡眠质量和白天嗜睡状况。

（十）认知功能障碍

认知功能检测在心力衰竭患者中较少应用,但心衰合并认知功能障碍较常发现。认知行为治疗是常用的心理治疗方式,主要包括生理学、环境事件、思想和行为间的交互作用及如何通过这些变化使行为发生改变。

（十一）肥胖

有报道称心肌病会因体重减少而具有可逆性。控制和防止肥胖可减缓心衰及其他心血管疾病的发展（Ⅰ,C）。不同的减肥方法对心力衰竭肥胖患者的长期效果尚未做前瞻性研究。目前已有一些小型、短期的减肥干预研究,包括饮食、活动、药物和手术干预,在肥胖心衰患者人群中开展。

三、难治性终末期心力衰竭患者的管理

经优化内科治疗后,严重的心衰症状仍持续存在或进展,常伴有心源性恶病质,且需反复长期住院,死亡率高,即为难治性心衰的终末阶段。终末期心衰患者的管理涉及姑息治疗和临终关怀。

近年来随着医学技术发展以及对疾病的认知,姑息治疗在各类疾病各阶段的护理得到越来越多医疗机构的关注。姑息治疗适用于经积极的药物和非药物治疗后,仍有严重的心衰症状导致生活质量长期低下或反复住院治疗的患者、失去了机械循环辅助支持和心脏移植机会的患者、心源性恶病质的患者、临床判断已接近生命终点的患者。WHO 建议对于任何患有不可治愈疾病的患者,尽早实施姑息照护可改善患者的生活质量。

终末期心衰患者往往经受着身体和心理精神症状的折磨,如呼吸困难、水肿、焦虑、抑郁等,这些症状严重影响了患者的生活质量。终末期心衰患者管理的重点是最大限度地减轻患者痛苦和呼吸困难,利尿剂对缓解症状十分重要,应持续至生命末期。对于临终患者,应加强人文关怀,关注其需求。还应考虑适时停用部分药物或关闭 ICD 功能,考虑恰当的复苏处理。

四、特殊人群心力衰竭患者的管理

（一）老年心力衰竭患者的管理

截至 2015 年底,我国 60 岁以上的老年人口已达 2.22 亿,其中≥80 岁者占 13.9%。心衰的发病率和患病率会随年龄增加而增长,≥80 岁的人群心衰患病率可近 12%。老年人群中,心衰患者病情恶化和再入院的风险均更高,高龄亦是心衰患者预后差的危险因素。

老年心衰患者往往有多个并发症或合并症,老年人心衰时某一疾病可同时是病因和诱因。95% 老年心衰患者合并至少 1 种非心脏性疾病,55% 患者有 4 种甚至更多非心脏性合并症,常见有糖尿病、慢性阻塞性肺疾病、慢性肾功能不全、高血压、冠心病等。多因素、多病因共同作用对心衰影响极大,可使心衰进展更迅速、更复杂,一旦存在某种诱因,则可发生重度心衰,

甚至危及生命。

老年心衰患者症状多不典型。有研究显示,1/3确诊为心衰的上述人群症状体征不典型,但更易发生肺水肿、水电解质及酸碱平衡紊乱、低氧血症及重要器官灌注不足。症状不典型的原因与老年人日常活动量减少,合并症多导致敏感性下降等有关。常见的表现有:疲乏无力、大汗、干咳、胃肠道症状、日间尿少、夜尿增多、心率过快或心动过缓、心尖冲动移位等。需要注意的是,一旦患者出现端坐呼吸、阵发性夜间呼吸困难、咳粉红色泡沫痰,则为临床典型的心衰症状,须立即诊治。

总体而言,老年心衰患者诱因多而轻。导致慢性心衰急性失代偿或心衰迅速加重的诱因可能有:感染(尤其是呼吸道感染)、各种快速型或严重缓慢型心律失常、贫血、肾功能不全、甲状腺功能异常等。需要强调的是,老年心衰患者心脏储备功能更差,劳累、饱餐、用力排便、情绪激动等较轻的刺激因素也容易诱发心衰。因此对于老年心衰患者,在临床治疗中,应尽量避免短时间内快速、大量输液,减少因为钠盐液体短时间内摄入过量而导致的医源性心衰。

老年人整体体质较弱,且常存在多种病因和合并症,往往预后较差。对80岁以下的心衰患者,治疗目标的重点是改善症状,防止和延缓心肌重构,从而降低心衰病死率和住院率;而对于老年人或终末期心衰患者来说,治疗的主要目标是最大程度提高生活质量。在用药方面,老年心衰患者因独特的药代动力学及药效学特点,最佳剂量多低于年轻人的最大耐受剂量,治疗方面既强调以指南为导向,也要注意个体化。同时由于合并用药多,易发生药物相互作用和不良反应,应关注血压、心率、容量、血糖、营养、中枢神经系统、肝肾及甲状腺功能等。要整合所有药物并选择最必要的药物,在密切监测下从小剂量开始缓慢逐渐加量,确保副作用最小。

由于我国特殊国情和文化传统,虽然根据指南可行药物或器械治疗,但不少高龄心衰患者治疗时不够积极,医护人员需与患者、家属多沟通病情,征得其理解。与此同时,老年患者会面临更多的经济、社会问题,就医和随访难度更大,需结合其生活状态选择恰当方式,合理运用电话随访和远程监护,鼓励患者采用家庭监测和社区随访。

(二)妊娠期心力衰竭患者的管理

围生期心肌病(PPCM)是一种与妊娠分娩密切相关的特发性心肌病,通常表现为妊娠最后一个月或分娩后几个月,以左室收缩功能降低所致的心力衰竭为主要表现,而患者无其他已知心衰病因。围生期心肌病临床类型多样,包括急、慢性心力衰竭,以及左心衰竭、全心衰竭、非特异的心源性充血症状、心律失常和血栓栓塞等,心力衰竭是其中很重要的组成部分。该病总体发病率不高,但呈逐年增高趋势,是导致孕产妇死亡的主要原因之一。疾病预后差别较大,大部分患者经规范治疗心功能可恢复正常,但再次妊娠复发率及病死率较高;少数患者病情进展快、疗效差,可发展为难治性心力衰竭甚至心源性猝死。

妊娠期心衰患者应依据现有指南对患者进行规范治疗。需注意部分药物妊娠期禁用,如有胚胎毒性的 ACEI、ARB、ARNI、醛固酮受体拮抗剂、阿替洛尔等药物。对于围生期心肌病的治疗而言,孕妇所处阶段不同,治疗原则也不一。妊娠末期可选择应用 β 受体阻滞剂、血管扩张剂、地高辛、噻嗪类利尿剂,在患者射血分数不足 35％时可应用低分子量肝素;无肺淤血表现应避免妊娠期应用利尿剂,因可能引起胎盘血流量下降;在急性期或危重期则应积极开放气道、吸氧并监测循环;对于顽固性心力衰竭可考虑采用左室辅助装置、心脏移植等方式。在标准心衰治疗基础上加用溴隐亭,可改善围生期心肌病患者的左心室功能恢复。有体循环栓塞或心内血栓的患者推荐抗凝治疗(Ⅰ,A),LVEF 明显降低的围生期心肌病患者需考虑预防性抗凝治疗,抗凝药物需依据妊娠阶段和患者情况选择。

预先建立处理流程和多学科团队,快速诊断和干预对急性心衰的妊娠女性非常重要(Ⅱa,C)。无论孕周,经积极治疗仍失代偿或血流动力学不稳定时应终止妊娠,稳定期心衰患者可尝试顺产。泌乳和哺乳的代谢消耗大,严重心衰患者可停止母乳喂养,有利于尽早进行心衰规范化治疗。

(三)围术期心力衰竭患者的管理

对于围术期心力衰竭,包括非心脏病患者围术期出现心衰,或心衰患者非心脏手术期间出现围术期心衰,以及心衰或其他心脏病患者心脏手术期间出现围术期心衰。非心脏病患者出现围术期心衰,最常见的诱因为大量静脉补液,因而有必要控制输液的速度和量,同时加强心率、血压、尿量等监测。对于心衰或其他心脏病出现的围术期心衰,则应保持容量平衡,监测出入量,及时调整治疗药物,关注肝肾功能,减少感染、应激等诱发因素;对于射血分数减低者需适当应用正性肌力药物。

已诊断为心衰的患者,其术前准备应根据择期或急症手术而定。急症手术应权衡心衰程度与手术迫切程度,尽可能在术前完善心脏彩色超声心动图等检查,评估心功能和心脏形态,积极控制心力衰竭,监测肝肾功能和电解质等。对心功能Ⅰ～Ⅱ级的择期手术患者,术前可用 ACEI、利尿剂、洋地黄制剂改善心功能状态。心功能Ⅲ～Ⅳ级患者可加用硝酸酯类药物或β受体激动剂,如多巴胺、多巴酚丁胺以增强心肌收缩力。术中需要加强生命体征和血流动力学监测,尽可能缩短手术时间,减少损伤,降低手术危险性,避免血压波动。可参照血流动力学的参数,合理控制输液量与速度。术后警惕并发症的发生,注意监测患者的心率、心律、血压、血氧饱和度、尿量等,有条件时可测量中心静脉压及肺动脉与肺毛细血管楔压,直到病情稳定为止。

第九章 心力衰竭患者健康管理新进展

第一节 国内外心力衰竭患者健康管理
发展新模式

医疗卫生信息化建设下的"全方位、多层次、立体式"的慢性病干预网络，慢性病管理与"互联网＋"等新兴技术的结合，正逐步颠覆传统的慢性病健康管理模式。各类新模式的探索实践有助于打破信息壁垒，实现医疗机构间信息与资源的互联互通，促进医患交流，推进分级诊疗与双向转诊的有效落实，有效提升医疗卫生机构服务能力和医疗卫生服务质量，实现慢性病的信息化智慧管理，促进居民整体健康水平的提升。

一、自我管理模式的发展

自我健康管理是指通过患者的行为来保持和增进自身健康，监控和管理自身疾病的症状和征兆，减少疾病对自身社会功能、情感和人际关系的影响，并持之以恒地治疗和预防自身疾病复发的一种健康行为。自我健康管理的目的不仅限
于治愈疾病，而在于通过提高患者的自我健康管理能力，使得患者能够应对及解决在生活中由于疾病所引起的各种各样的问题，包括疾病方面、角色应对方面、情绪管理方面等。自我健康管理也是一个递进的自我调节过程，包括：疾病知识、寻求支持、自我效能、行为表现和自我感知，是一种适宜我国的社区保健服务模式，核心理念包括疾病的认知和解决问题的技巧，使患者有能力通过调控行为预防心力衰竭反复发作。自我健康管理在心力衰竭患者的疾病管理中发挥积极作用，通过干预能帮助患者改善心功能，提高患者的生活质量。

二、"互联网＋医疗"服务模式

当前"互联网＋"的热潮正席卷医疗卫生领域，互联网、物联网、云技术和

移动通信技术正快速融入现有的慢性病管理模式。移动互联网健康技术（mobile internet health technology）是移动健康和互联网融合的产物，主要通过软件与硬件的综合应用，将互联网平台、模式与移动通信技术结合，具有移动、便捷等特点，也兼具互联网分享、开放、互动的优势。各地卫生部门与网络服务运营商开展密切合作，最常见的形式是可以通过手机文字短消息的形式，定期向社区居民及慢性病患者发送各类健康知识，其内容既包含面向大众的健康教育与卫生服务知识，也包含为慢性病重点管理对象设计的个性化保健、用药及健康行为指导，以及定期的随访提醒等。慢性病患者除了能及时获取疾病防治指导外，更为重要的是能感受到来自医护人员的情感支持，从而提升应对疾病的信心和自我管理的责任感。

三、"医养结合"服务模式

"医养结合"的服务模式用于慢性病管理探索实践中，建立区域内的三级医院、社区卫生服务机构、医养康复护理机构及社会护理服务公司的协作服务体系，依托基层公共卫生信息平台，融合多专业团队服务资源，构建"健康医护养服务平台"网络，为心力衰竭患者提供健康档案管理、健康监测、健康体检、疾病治疗、康复护理、健康教育、双向转诊等服务。

医护养联动健康管理服务体系，由医师、护士、营养师、康复师、心理咨询师、护工及家属共同组成综合健康管理服务团队，针对心力衰竭患者，尤其是失能、半失能患者的健康、养护问题，多学科共同参与健康评估，可以为患者提供全方位的连续服务。功能与分工见图9-1：

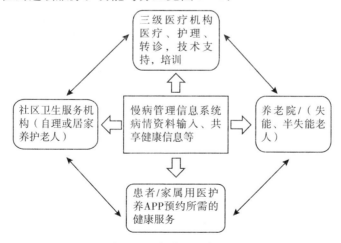

图9-1 医护养联动健康管理服务体系的功能与分工

四、同伴支持管理模式

同伴支持是指"有相似疾病经历和相似社会角色的人在一起分享信息、情感、观点来解决潜在或已经产生的健康问题,通过一个平等的个体给予帮助支持和鼓励"。在平等的环境中,由具有相同经历的人所提供的信息及情感支持能够更容易被支持对象所理解和接受。由于具有真实的相似经历,同伴支持者对支持对象的同理心使得他们能进行疾病和情感的深入交流,实现真正的感同身受,这是家庭支持以及医护人员所无法替代的。用于心力衰竭患者慢病管理中,能够有效地改善结局,提高患者的生活质量及心功能,减轻医护人员的负担。

五、"SMG"健康管理模式

"SMG"健康管理模式就是自我管理(self-management)、互助管理(mutual-management)、团体管理(group-management)为一体的管理模式。三类管理虽在涵盖范围上有所不同,但核心目的均聚焦于提升被管理者的自我效能,这正是社区组织理论与健康管理的关键所在。结合"SMG"分组情况,对慢病管理患者实施三阶段式健康管理,分别是个体阶段、互助阶段、团体阶段。健康管理工作组的成员主要扮演健康管理指导者的角色,协助分组的完成,辅助三阶段管理的实施。"SMG"健康管理模式注重自我、互助及团体管理。在提高心力衰竭患者自我健康管理能力的基础上,逐步形成互助健康管理意识和能力,并且强调了团体管理在面临共同健康问题时的作用。

第二节 智慧健康管理在心力衰竭患者健康管理中的应用

智慧健康管理是医疗卫生服务与信息技术相融合,运用信息技术优化健康管理信息的获取、传输、处理以及反馈,实现区域一体化协同医疗健康服务的健康管理。智慧健康管理通过建立高效率与高品质的健康监测体系、疾病防治服务体系、健康生活方式与健康风险评价体系,制定健康计划、实施健康干预、开展健康评价等全流程服务管理,进而改善健康状况,防治常见及慢性疾病的发生和发展,提高患者的生命质量,实现全人、全程、全方位的健康管理目标。智慧健康管理是信息技术如云计算、大数据、物联网、图像传感等在医疗健康服务领域的又一重要应用,其移动健康管理功能不仅涉及感知和采集等传感设备,还包括信息通信技术和互联网平台,以及医疗信息化和医疗服务资源的整合等。在发展智慧健康管理的进程中,充分发挥现代科学技术的驱动作用,将健康管理打造成为一个动态的闭环模式,实现线上线下联动的智能化健康管理服务。

一、互联网十在慢性病患者健康管理中的应用

"互联网＋"是指以互联网为主,将包括云计算、大数据、移动互联网、物联网、人工智能为代表的新一代信息技术与传统经济社会的各个行业进行融合渗透,从而增强实体经济的创新力和发展力,形成一种基于互联网技术的经济发展新形态。简言之,"互联网＋"是指以互联网为平台,深度融合传统行业,构建一种全新的发展生态。

"互联网＋医疗"是指以互联网为依托,以信息技术包括通信(移动)技术、云计算、大数据、物联网、可穿戴设备等为手段,与传统医疗卫生服务深度融合而形成的一种新型医疗卫生服务业态的总称。"互联网＋医疗"可在医疗服务、公共卫生、医疗保障、药物管理、医学决策管理、个人健康等医疗卫生各个领域,包括在线疾病风险评估、健康信息咨询、远程医学诊疗、网上就诊预约、检验报告查询、电子处方、线上医疗支付、药品配送、在线健康监测、康复指导、慢病管理、基因检测等多样化医疗服务形式进行创新融合,以及通过创新网络医院、云医院等提供医疗健康相关的服务。"互联网＋医疗"是以患者及健康为中心,以深化医药卫生体制改革、"健康中国"建设的重点任务为目标,基于传统的医疗卫生服务,充分发挥互联网在解决医疗卫生资源利用、优化和创新医疗服务流程、临床和管理决策支持、医疗和健康信息实时共享等问题上的作用。"互联网＋医疗"通过创新医疗服务管理方式、便捷优化患者就医流程,改善医患关系,节约和降低医疗成本,提高就医效率,从而为居民提供优质、快捷、高效的医学诊疗管理服务。这种新兴的医疗健康服务业态,以互联网为载体增强线上和线下的互动,有利于提升政府和医院管理者的管理水平和医学决策能力。未来发展,"互联网＋医疗"将渗透到医疗健康服务和医疗健康产业的各个环节,其商业模式也将百花齐放。

二、移动互联网技术在心力衰竭患者健康管理中的应用

(一)在健康教育中的应用

将"互联网＋"应用于心力衰竭患者健康教育中,可跨越时间与地域的界限,将碎片化的知识持续不断地灌输给患者,发挥潜移默化的健康教育效果。

以互联网短信、微信公众号、微博为主,结合门诊随访、电话随访(如通过标准电话随访手稿,对心力衰竭患者实施标准电话随访管理)、家庭访视等传统健康教育方式,建立一个跨越时空的立体化健康教育网络。一方面可以保障心力衰竭患者健康教育相关知识的广度与深度;另一方面可以保障受众对象的全覆盖以及多时段、多批次地接受健康教育,充分发挥健康教育指导、监督等引领功能。在"互联网+"下的健康教育中,始终围绕心力衰竭患者的疾病相关知识、用药指导、用药观察、饮食干预、运动指导、心理干预、自我监测等主线,通过不断循环、反复强化等措施,有效提高心力衰竭患者遵医行为及自我管理的能力。

(二)建立专业网站

通过建立专业网站为心力衰竭患者提供如何建立健康的生活方式及规律锻炼的健康管理视频,视频内容通俗易懂、紧扣主题、寓教于乐、满足需求。也可以为心力衰竭患者建立便于医患沟通的电子网站,患者可通过网站及时上传生命体征、体质量、症状等情况,医护人员每日提供反馈并传递教育信息及诊疗建议,通过网站可以促进医患实时沟通,更有效地指导患者进行疾病自我管理。专业网站的健康管理模式使心力衰竭患者的疾病管理更加专业化、系统化,但其维护成本比较高,且需要投入相当大的人力成本方能维持正常的运作,因此建议未来可以考虑聚焦于以医院为维护主体的心力衰竭患者健康管理专业网站的建设。

(三)移动社交平台的应用

目前主要以微信形式的社交平台为主,比如可以通过加入微信群及建立微信公众号的形式对出院的心力衰竭患者进行延续性护理,进而改善心力衰竭患者的自我护理行为;同时指导出院心力衰竭患者进行家庭康复,以文字、图片、视频等形式在群内发送心力衰竭疾病相关的内容。也可以通过短信提醒的方式,对心力衰竭患者进行疾病、饮食等指导,并提醒患者按时服药等,以提升心力衰竭患者的服药依从性及疾病自我管理能力。研究证明,通过移动互联网技术支持下的手机向心力衰竭患者实施心力衰竭疾病干预是可以被患者接受的,关键在于使用的移动社交平台要便于操作,同时还要获得患者照顾者对该平台的支持。移动社交平台已成为互联网技术应用于心力衰竭健康管理的热门途径,其优势在于易于传播并得到广泛的认可,投入成本低,维护者在时间上的可控性比较强,但需要关注移动社交平台使用过程中与患者的交流互动情况,这对保障效果至关重要。因此,在维护时必须注重与平台使用者之间的沟通方式和频次,以更好地保证患者对平台的关注度;

此外,微信群的形式还需要注意群内成员的隐私保护及网络安全等问题。

(四)App(application,App)应用程序

App 是在当前移动互联网蓬勃发展、智能手机逐渐普及的大背景下,基于移动设备研发的健康管理应用程序。目前常见的 App 程序应用有两种:一是医疗卫生机构的官方 App、微信公众号和小程序等,患者可通过 App 进行预约、挂号、缴费、查看诊疗信息及化验结果等;二是互联网医疗平台类 App,例如好大夫在线、健康格子等,提供在线咨询、在线诊疗、电子处方等服务。心力衰竭患者可利用手机 App 查看个人在医疗卫生机构的就诊信息,跟踪健康状态;同时也可以更为便捷地获取视频、语音、电台、新闻等多种形式的健康教育资讯信息,实现健康教育模式的变革。市场上近年来也推出了面向中老年人的手机 App 程序终端,并与家庭数字电视机顶盒相连,心力衰竭患者在家自测健康指标后可将数据录入,实现健康数据云同步,提高慢性病管理的效率。手机 App 程序应用操作便捷,且内容的形式多样,医患之间的沟通交流更为便利。通过有效互动,可极大地提高居民对自身健康状况的了解程度,对其参与自身慢病健康管理的主动性和依从性的提高也大有帮助。通过手机 App 的医师、护士、营养师、康复师等客户端向心力衰竭患者定期发出自我管理相关指导,实现了与心力衰竭患者的互动交流,能有效提高患者对知识的知晓度,降低对药物和医护人员的依赖性,提升疾病知识的掌握程度,提高自我护理和管理意识,减少再住院率等。目前,有各类心脏疾病相关内容和应用领域的 App,其中心力衰竭健康管理内容主要集中于心衰疾病康复、心衰疾病突发情况应对、心衰健康教育等方面。

(五)可穿戴设备(wearable devices)以及其他设备的应用

作为一款收集数据以及反馈信息的终端硬件,可穿戴设备的发展才刚刚开始。与一般功能的设备相比,可穿戴设备能够被设计得以最佳的方式穿戴于用户身上的任何一个部位。例如,在衣服中内置各种传感器,随时监测人体的各项生理指标数据,一旦发现异常,可以第一时间反馈到用户,进而能够提出相应的改善建议。可穿戴设备具有简单操作、可穿戴、可移动、可交互等特点。它是一种"穿戴"在人体上的缩微计算机,它是由传感器、显示器和计算机元素等元件构成,将采集到的信息通过无线网络实现互联,为我们的生活提供舒适和便利的服务和良好体验。健康信息采集智能化,打破空间时间的局限。此外,其他设备有智能病床、远程手表、实时心电图和语音传输仪、带远程心电图的远程仪等。这些设备都可以有效监督心力衰竭患者的各项指标,可以实时实地进行各种指标数据的采集。包括心率监测、心电图监测、

血氧饱和度、体温、血糖、饮食状况、运动状况、睡眠质量、心理状态等生理和心理方面的健康数据等。通过可穿戴设备以及其他设备的运用，医护人员可远程掌握患者部分身体状况的参数，针对性地指导心力衰竭患者进行疾病自我监测与管理。

目前，心力衰竭患者的网络储备知识参差不齐，在老年和偏远贫困地区人群中更为突出。这两类人群在网络、移动服务技术的接受和使用上仍存在较为突出的问题，给移动互联网技术在心力衰竭患者健康管理中的应用带来了很大的挑战。这需要在使用初期对其进行相关的培训，并在设计操作界面时尽可能做到便捷，使简单易操作，以帮助其尽快掌握和提升自身信息化技能。在设计和提供移动健康服务时，需兼顾不同教育程度、学习能力的群体，充分考虑其操作难易程度和使用体验。

移动互联网技术也对传统医疗模式带来不小的冲击。伴随移动互联网技术的兴起，部分心力衰竭患者及家属通过各类网站、App、微信公众号等获取大量疾病资讯，这一途径的有利方面在于可帮助患者及家属更为方便地了解心力衰竭疾病相关知识，然而也存在不利方面，主要体现在其可能造成患者及家属盲目地相信网络信息，但不知其内容的质量参差不齐；当网络疾病信息与医护人员的诊疗护理建议发生冲突时，部分患者会对医师、护士信任度降低，并产生焦虑情绪。当心力衰竭患者面对海量网络疾病信息时，医护人员应指导其理性地获取专业的心力衰竭疾病网络信息资源，并向其说明以目前医疗技术和移动互联网技术的发展，传统医疗模式仍然是主要的，医护人员的权威性和专业性务必重视。移动互联网技术在心力衰竭健康管理中的应用，应主要依赖于大医院与患者之间建立的移动互联网沟通交流平台。

综上，移动互联网健康技术具有覆盖面广、随时接入、信息共享、长期监测等特点，能够有效降低心力衰竭患者心血管突发事件的发生率以及再入院率，提升患者满意度，成为心力衰竭患者健康管理的重要方式之一。但也存在一些问题，如缺少相关法律规范监管、对患者的隐私缺少保护机制等。同时，虽然移动互联网健康技术广泛应用于心力衰竭患者的健康管理，但其作用和质量却不尽相同，这给患者从中甄别优劣带来了不少困扰与顾虑。因而，移动互联网技术的作用并不能取代医疗机构，其主要作用是辅助心力衰竭患者进行疾病与健康管理，可与门诊定期随访、家庭医生签约并驾齐驱，当患者出现移动健康应用程序不能有效地控制和管理症状时，必须及时就医。

三、智慧健康管理中健康状况分析与风险评估智能化

健康状况分析与风险评估的智能化,能够实现对健康数据更深层次的挖掘和处理。数据分析与评估也是智慧健康管理的关键环节。

（一）数据分析

建设健康大数据分析平台,可以实现慢性病数据分析和质量控制的科学化、高效化,有力促进当地慢性病管理和科学决策工作的开展。在医疗人工智能(artificial intelligence,AI)领域,大数据还可促进智慧医疗的发展,即根据症状和病史,基于对海量数据的搜索和深入分析,迅速提供针对性的辅助诊疗决策信息,提供慢性病干预的适宜方案,促进精准医疗的发展。国内部分地区尝试打造"医疗智库",通过建立实施"智慧医疗＋全科医生团队＋签约服务"的"云"服务管理模式,对心力衰竭等常见慢性病开展数字化动态管理,效果显著。

（二）风险评估智能化

智慧健康管理系统对心力衰竭患者超出设定阈值或出现异常波动的健康指标设置自动预警,患者在家自测或者任何平台的体征数据出现异常状况时,可以通过平台自动发出红色预警,中心健康管理人员可根据屏幕上患者的信息,及时进行有效干预。提醒医生、护士或者健康管理师、康复师等其他相关人员及时启动应急响应机制。利用大数据分析技术,对采集的海量监测数据进行深度挖掘,找出存在的内在规律,获取健康状况评价和健康风险预测两方面的结果数据。在完成健康评估后,专科医生、护士及健康管理师等登录信息平台,根据评估分析结果,为干预对象制定个性化的健康干预计划,包括膳食计划、活动计划、日常生活行为改进计划等,在线上对心力衰竭患者进行反馈,督促并指导患者完成健康管理干预计划。在后续的健康干预计划实施中重视动态跟踪和及时反馈,医生、护士和健康管理人员等需根据跟踪或回访结果,及时调整患者健康干预方案,实现有效健康管理,起到保护和提升心力衰竭患者生命质量的作用。

四、智慧健康管理中健康信息采集与健康干预智慧化

（一）健康信息采集

心力衰竭患者可以通过微信小程序、手机 App 客户端、邮件形式或者可穿戴智能医疗设备等终端,进行自行测量并记录心率、血压、血糖等指标,也可以查看和更新自己的基本信息,以文字、图片或视频的形式记录自己的病

情和生活方式,建立健康日记和自己的病例档案,并能实时同步更新。同样更新的健康教育推送或健康指导方案均设置有消息提醒。另设置家属中心,将心力衰竭患者家属或照顾者的个人信息录入;当病情变化或突发症状时,患者可借助移动信息平台,直接向医护人员寻求远程帮助和指导。基于多样化慢性病数据采集手段的创新与数据质量的提升,有力推进立体化区域信息共享整合平台的建设,实现大数据深度利用与分析预测,是慢性病管理发展的未来趋势。现在心力衰竭患者的血压、血糖、心电图等智能化监测方面,现有技术已较为成熟,患者在家中即可通过自动电子血压计、智能血糖仪、可穿戴智能终端等,及时了解自己的健康状况。

(二)健康干预智慧化

构建更加个性化的健康干预智慧化模式。建立心力衰竭患者健康信息平台,该平台由三个端口组成,分别是患者操作端、医护人员工作端和管理员管理端。其中患者操作端可以通过手机、邮件、设计的软件 App、电脑网站或可穿戴设备实现登录,在网站上录入个人信息、上传各项指标、记录自己的病情变化或生活变化、预约线上线下服务,比如送药、家庭护理、签约家庭医生等。医护操作端主要通过电脑网站或智能 App 实现。医护人员(医院和社区)进入网站后注册账号,在个人中心完善个人信息,包括个人的擅长领域和接受咨询的时间安排;医护人员可在自己电脑操作端查看患者的健康信息档案,包括医院档案信息,监测评估患者的各项指标变化,根据患者指标变化和随访记录,基于大数据为患者制定或修订个性化的健康指导目标和方案,以帮助患者更好地管理自己。在管理员操作端,由管理员对平台进行定期的管理与维护。此外,还设有个人中心、管理中心和维护中心。管理中心主要负责医护人员和患者各自权限、设备运行、功能维护;维护中心主要负责医护人员和患者的信息更新、安全巩固等。

五、5G 时代智慧医疗对心力衰竭患者健康管理的促进和推动

5G 是第五代移动通信技术的简称,它结合了 4G、Wi-Fi、终端连接技术和毫米波的网络,同时还运用了云基础架构、边缘智能服务和虚拟化网络核心等技术。5G 不只是 4G 的一个简单延伸,而是一个真正意义上的融合网络,它带给用户最直接的感受就是:更快的速度、更稳定的连接、更短的时间延迟与更大的容量。

(一)对心力衰竭患者急救的促进

当心力衰竭患者发生病情变化时,5G 远程医疗急救可视化指挥平台将发

挥很大作用,所有基本信息的数据会在几秒内通过5G无线发送到远程急诊中心,急诊中心的医护人员可以通过高分辨率视频"直面"患者,进行诊断。5G的高速率传输抢回了急救的关键时间,也为更好地利用"紧急窗口""绿色通道"给出了创新思路。

（二）对远程诊疗的促进

现在绝大部分医院只能使用一般的公共网络进行远程会诊,过低的视频质量及图片质量常常会导致医生难以辨清病情。5G通信技术的升级,几乎可以做到完全同步。偏远地区的医院也可以与三甲医院的医生进行实时视频,进行远程病理诊断、远程医学影像诊断、远程监护、远程门诊、远程查体、远程会诊、远程病例讨论等。目前微医智能医务室、办公室里的移动医院、平安智能好医生,将快速地实现更加智慧的医疗落地场景。

（三）更即时的实时监测

5G包含了疾病预防与慢病管理的健康管理平台。对于预防来讲,更将发挥心力衰竭患者一级、二级预防的作用。相应的智能穿戴设备,科学运用大数据、人工智能、云储存等技术,同时通过多个摄像头或传感器,将视频及相关数据进行同步上传,同时通过AI智能工具的疾病预警及报警平台,以取代过去医护人员人工进行高危人群筛选、生活方式干预、定时随访与监测的工作,在提高效率的同时也释放了更多的医疗资源,一切所依赖的网络传输系统将会成为他们新的突破点。随着智能设备的进一步发展,心力衰竭患者更多的健康数据将会被记录监测下来,并且还会对患者的健康状况做一个更全面且连续的记录与分析,并推荐适合的诊疗和护理及其他方案。

第三节 医护养联动管理模式在心力衰竭患者健康管理中的应用

一、医护养联动健康管理服务模式

（一）医护养联动健康管理服务模式

医护养联动健康服务（integration of medical care and health services）模式是由社区协同医疗机构和社会力量共同为心力衰竭等慢性病患者提供个体需求服务,对签约人群实施集医疗、养老、护理服务于一体的健康管理。医护养联动健康服务对象不只是心力衰竭患者,还包括患者家属。是由医师、护士、心理咨询师、康复师、营养师、家属及护工共同组成心力衰竭患者的健康管理服务团队,针对心力衰竭患者的健康问题,多学科团队共同参与健康评估,共同协作为患者提供全方位的连续性的服务。建立心力衰竭患者医护养联动服务体系,形成预防、治疗、护理、康复于一体,将心力衰竭患者的全程防治管理服务与居家、社区、机构养老紧密结合起来。

1. 三级医院提供技术支持 由三级医院建立专科健康管理团队,凭借医疗技术、设备优势,为社区转诊的心力衰竭患者提供门诊、住院绿色通道、专家会诊、特殊检验、24 小时医疗救援及大型检查等服务,避免排队等候而延误病情,方便患者检查、分诊。将患者的整套个人医疗信息,通过慢病管理系统,联通市民公众健康服务平台。当心力衰竭患者病情发展为重症时,一旦需要急救、可与三级医院协同治疗,能及时提供患者病情信息,以便尽快实施对症治疗。通过指导培训、专家出诊、查房等形式,促进基层医生的业务能力和水平提升。定期为社区及养老机构培训养老护理员,增加长期照护服务的从业人员。

2. 社区卫生机构组建社区家庭医生服务团队 社区家庭医生服务团队包括医生、护士、药师等,以就近原则与心力衰竭患者签约,将患者的病情资料录入社区慢病管理平台,建立健康档案,并及时更新,确保健康档案的完整性和准确性;家庭医生利用慢病健康管理系统,管理辖区内的心力衰竭患者,定期电话随访、上门巡诊、评估病情与心理状态,针对性地向患者推送健康管理知识,以短信形式提醒患者治疗、病情监测、用药、膳食、运动、并发症防治等,提高心力衰竭患者对医生诊疗方案的依从性,养成良好的生活习惯;对行动不便的心力衰竭患者,提供上门医疗和护理服务,乃至心理疏导、临终关怀服务;病情控制不理想时,社区卫生服务中心将患者转给相应三级医院的专科,进行专家就诊,协助预约专家门诊、住院。

3. 社区及护理院提供养老照护服务 有医疗护理需求的心力衰竭患者或家属,使用上门医护养服务 App 平台,在线预约医疗、护理服务及护工生活照料项目。护理院或社会养老企业接到需求信息后,派出生活照料和家政服务人员,提供居家医养服务,包括帮助患者洗澡、喂饭、翻身、按摩,与患者聊天,提高老人们的生活质量;医护人员加强对家庭照顾者的培训,为居家的长期卧床、失能半失能老人制定相应的家庭护理支持计划,如健康状况欠佳且无亲人照护的老人,可入住护理院,给予专业照护,包括临终关怀;当病情变化需要转到医院治疗时,协助转诊,保证患者得到及时有效的治疗。

(二)建立医联体

"医联体模式"家庭医生签约服务为近几年来所推崇,能够优化区域内医疗卫生资源,打造大病到医院、小病在基层、康复回基层、健康进家庭的新局面。长期以来,我国的医疗卫生资源配置存在不均衡,相互独立的局面,导致优质医疗资源集中在大医院、大城市,基层医疗机构服务能力较弱。在国家医改制度中,将分级诊疗排在五大医改制度之首。有关对分级诊疗概念的阐述,认为应当按照疾病的轻重缓急和治疗的难易程度进行合理分级,不同级别的医疗机构承担不同的医疗保健职能,相互补充,各取所长,逐步实现全科与专业化之间的对接。在医联体模式下,家庭医生团队通过签约式服务,与社区心力衰竭患者建立一种长期的、契约式合作关系,并对个体健康状况进行综合评估,提供有针对性的健康指导,并根据心力衰竭情况实施分层管理。心力衰竭患者有就诊需求时,先在社区首诊,并通过绿色通道转诊,借助医联体网上联络平台,将医疗信息传输给医生,实现网上资源共享,促进患者有序就医。"医联体模式"促进三级医院与二级医院、社区的合作,三级医院帮扶二级医院及社区卫生服务中心的发展,使优质医疗应用到社区,提高基层的服务水平和能力;家庭医生护理团队可寻求社区居委会或志愿者的帮助,借助三级医院的品牌,与心力衰竭患者面对面沟通、建档,使轻症患者的诊疗放心留在社区;同时鼓励社区依托现有的医疗条件,融合医养结合服务设施,为行动不便的签约心力衰竭患者提供上门服务。

1. 成立质控体系 通过制定医护养服务的规范流程及培训标准,从服务预约、医疗护理实施到患者评价及质量考核方面,建立一套严格的质量标准和保障体系。制定医护养一体化服务的医保优惠政策、经费保障、家庭病床及出诊服务的价格调整等相关配套政策,使心力衰竭患者能享受到真正的医联体服务。

2. 完善信息网络服务体系 建议加大政策的支持与财政的投入,将居家医护养服务网络信息平台并入心力衰竭患者健康档案与慢病管理信息系统,患者及家属可通过网络与医疗机构和养老机构建立联系,使心力衰竭患者足不出户就可以享受到全方位、全周期的诊疗和健康护理服务。

二、医护养 App 服务链

(一)医护养 App 平台概述

App 是当前流行的移动通信设备第三方应用程序。搭建医护养管理平台,使服务链更顺畅,设计开发医护养 App,可将医护养系列服务项目纳入平台资源包,把服务延伸到每个社区。移动健康 App 可以实现诸多公共卫生服务的供给,且安全风险低。目前,用于心力衰竭患者的 App 主要有三甲医院移动终端 App、基于社区卫生服务的 App 和第三方机构开发的 App。它们的功能各有侧重,安全等级不同,监管机制和力度也参差不齐。三甲医院 App 最常见的三个功能是预约挂号、就诊导航、病历管理/检查报告,但缺乏紧急救援和转诊服务功能。基于社区卫生服务的 App 功能围绕公共卫生服务、社区-医院双向转诊服务、政府信息推送等,实现社区卫生服务相关功能;第三方机构开发的移动健康 App 最常见的功能不但有健康推送、预约挂号、就诊导航、转诊服务等,而且能提供紧急救援服务。在开发移动医疗医护养 App 过程中应重视医护人员和心力衰竭患者在构建、使用及评价过程中的重要角色,以适应患者的特点和需求为核心,以提高 App 质量、心力衰竭患者的依从性与使用效果。此外,加强信息及隐私的安全性建设也是提高心力衰竭 App 质量不可忽视的部分。

(二)医护养 App 服务链

医护养 App 基于微信端,通过企业注册开通微信服务功能,集资讯、预约、派单、收费等功能为一体的管理平台,包括用户端、护理员端及管理端,形成一站式服务链(图 9-2)。

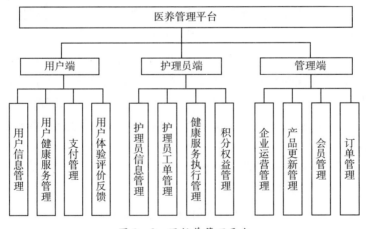

图 9-2 医护养管理平台

心力衰竭患者及家属可通过手机 App 终端,预约需求,包括问诊、护理、政策咨询、助餐、助医、助浴、助洁、紧急救援等,项目管理端借助数据融合,与医疗护理机构及居家养老企业进行对接,医养机构接单后派出符合需求的护理员上门提供相应服务,此系统可提高健康养老服务的智慧化,助力医养结合养老治病模式的构建。

第四节 三级联动模式在心力衰竭患者健康管理中的应用

一、三级联动模式相关概念

(一)三级联动模式的概念

三级联动模式是指医院-社区-家庭一体化的服务模式,以信息化为支撑,纵向贯穿医院、社区、家庭,横向覆盖心力衰竭患者的健康管理、疑难重症诊疗护理等,实现多维度的三级联动。在该模式中,医疗卫生服务的提供方式不是三级医院与社区卫生服务中心、家庭各自为政,而是相互协作,进行优势整合,实现资源互补。面对心力衰竭患者,通过以互动的协作方式进行工作,是一个以心力衰竭患者的健康为中心,提供整体、个性化、连续性的健康卫生服务的创新模式。在以患者为中心的服务理念指导下,就医行为是以家庭为单位的患者主体与社区卫生服务中心和三级医院这两个最主要的医疗卫生服务机构提供主体进行交流与互动的过程,患者主体将在此模式中接受医疗卫生服务。这三个医疗卫生服务主体构成了一个复杂的动态交互适应的联动系统,而心力衰竭患者是这个交互系统的核心,患者的就医行为是各主体间互动的原动力。在医院-社区-家庭一体化合作管理模式下,可有效缩短患者的就诊时间,节约费用,享受无缝隙诊疗护理服务。

(二)医院-社区-家庭一体化慢性病管理概念

医院-社区-家庭一体化慢性病管理是指社区卫生服务中心和综合医院共同肩负起心力衰竭患者的管理工作,各自立足于自己的功能与定位。社区卫生服务中心层面旨在提高服务质量,承担起患者健康管理的"守门人",并采取综合防治信息共享、两级医院双向转诊等工作方法。医院层面做好与社区卫生服务中心的对接,以心力衰竭患者为中心,家属参与,无缝隙链接,环环相扣,为患者提供一种连续、成本效益好的慢性病管理模式。医院-社区-家庭一体化管理概念即强调系统的、连续的防治疾病,不仅要注重综合医院的专科治疗,更要重视疾病的社区随访和防治,实现医院-社区-家庭协同服务,为达到保障健康目的而实行的全面协作。

二、三级联动模式的构建

通过构建三级医养联动健康管理模式,建立心力衰竭患者健康管理团队与服务网络,以促进三级医院-社区卫生服务中心-家庭联动协作,解决心力衰竭患者的医疗、护理、康复问题,达到延缓疾病进展,保障心力衰竭患者的健康及提升认知的目的。

（一）养内设医模式

以社区卫生服务中心为核心载体,在社区卫生服务中心内部设立护理站、门诊部、住院部等医疗设施或部门,配备专业的医护人员,设置病床,达到为入住的心力衰竭患者提供较高的护理型养老服务。

（二）医内设养模式

以医疗机构(主要为三级医院)为核心载体,由具备提供检查、诊断、治疗、手术、康复等医疗服务能力的三级医院开展心力衰竭患者慢病管理服务。在医疗机构内部设立慢病管理病床,能够同时提供心力衰竭患者慢病管理服务及医疗服务。可收治急慢性心力衰竭患者和危重症心力衰竭患者,提供集治疗、护理、康复、临终关怀以及生活照料为一体的医疗整合服务。

（三）医养联合模式

以医疗机构和社区卫生服务中心为核心载体,医疗机构和社区卫生服务中心之间建立联合体,实现医疗、慢病管理服务的有机对接。社区卫生服务中心与周边的医疗机构以签订合作协议的形式结为定点对口服务单位,由医疗机构以上门服务、预约服务等多种形式为居住在社区卫生服务中心的心力衰竭患者提供医疗和卫生保健等服务。医疗卫生机构为社区卫生服务中心开通预约就诊绿色通道,为心力衰竭患者提供治疗期住院、康复期护理、稳定期生活照料以及临终关怀一体化的健康管理服务。

（四）社区居家医养模式

以社区、家庭为核心载体,基层或二级以上医疗机构、居委会、居家心力衰竭患者三方签约。由基层社区卫生服务中心(或乡镇卫生院)和所辖社区有服务意愿的二级及以上医疗机构,通过推行家庭医生模式,设立家庭病床,对社区居家心力衰竭患者提供国家基本公共卫生服务、上门巡诊服务、舒缓治疗等上门服务。对病情发生重大变化的患者及时处理,并协助转诊。

三、三级联动模式在心力衰竭患者健康管理中的应用

医院社区双向转诊模式是医院与社区共同合作的方式之一,医院为合作的社区卫生服务中心提供转诊绿色通道,医院也依据心力衰竭患者病情的稳定情况决定是否将患者转回社区卫生服务中心继续治疗并随访,即路径为"社区-医院-社区"的转诊模式。以社区为平台推进慢性病健康管理,把社区

从"诊疗中心"真正转变为"健康管理中心"。医院-社区-家庭一体化管理模式成为医院与社区的合作方法,已在国内逐渐开展。利用大型综合性医院的疾病诊疗能力和危险因素控制水平的技术优势,也利用社区卫生服务中心的数量优势,通过综合性医院专科医生对基层医疗卫生机构医生的面对面指导,制定患者个体化的防治方案,提升了疾病诊疗的规范化水平。

（一）建立医院-社区-家庭一体化服务团队

建立医院-社区-家庭一体化服务团队,从而构建一个"医院-社区-家庭"三者联动的慢性病延续性照护服务实体平台,同时可以使医院的慢性病延续性照护和家庭医生服务达到相互协助、相互促进的作用,既可以解决医院人力资源不足的问题,又可以促进社区家庭医生签约的普及,提升心力衰竭患者的获得感,同时使基层社区护士得到上级医院更专业的护理指导;而社区卫生服务方面也可以为社区心力衰竭患者建立动态的连续的健康管理档案,方便患者健康资料的完善及转诊需要。

（二）实施心力衰竭疾病个案管理

为每个转介到社区卫生服务机构的心力衰竭患者建立健康档案,由医院和社区卫生服务机构的慢病管理人员共同对患者进行定期健康评估,根据评估结果,专科医生与家庭医生一起为患者制定个性化的健康管理方案以及具体的实施计划,包括用药计划、营养与饮食计划、运动计划、生活方式的调整计划、定期健康评估与咨询计划等等。

（三）确立家庭协管员

是针对每位心力衰竭患者确立一位可以联系沟通的家庭成员或照顾者,即家庭协管员,在社区医护人员协助下,由家庭协管员承担对患者的生活方式行为和用药等情况的监督及管理任务。在社区家庭医生的指导下,为心力衰竭患者制订切合实际的、个性化的管理计划,帮助和督促患者按照计划实施,促进患者建立良好的生活方式和习惯。

四、三级联动模式的展望

通过将医院的护理服务延伸到社区,可有效避免从医院到家庭之间出现护理脱节的现象。从家庭到社区,减少心力衰竭患者办理住院的程序及烦琐的检查,真正使患者得到医院与社区联合提供的延续性、全程、最优化的护理服务,有效降低社会、医疗成本的投入。

医院-社区-家庭干预模式在国内外逐渐被应用于慢性疾病的管理。目前,我国正在逐渐完善社区医院的建设,随着社区医院的普及,医院主导下的联合医院、社区、家庭构建的护理干预网络,可以实现对心力衰竭患者的全方位管理。医院-社区-家庭一体化三级联动管理模式是为应对心力衰竭患者对医疗卫生服务的需要而产生,体现了当前医疗改革的主流趋势。随着心力衰竭患者的增加和需求的增加,医院-社区-家庭一体化联动模式将作为一种新兴的管理和工作方式不断发展。目前,中国社会老龄化程度持续加深,心力衰竭患者的数量日益增加,他们对长期护理和照料的需求量较大。当前心力衰竭慢病管理的重点是急性发作期在医院接受治疗护理,缓解期出院回家,进行自我管理。而随着自我管理与慢病延续性护理的迅速发展,医院-社区-家庭三级联动管理模式将得到政府及医疗机构的广泛重视和大力推广,发挥更大的作用。

参考文献

[1]王龙德.健康管理师基础知识[M].北京:人民卫生出版社,2017.

[2]WHO. The world health report 2006:Working together for health. Geneva[R]. WHO,2006.

[3]国家卫生和计划生育委员会.中国居民营养与慢性病状况报告[R].国家卫生和计划生育委员会,2015.

[4]黄峻.中国心力衰竭流行病学特点和防治策略[J].中华心脏与心律电子杂志,2015, 3(2):2-3.

[5]陈灏珠,林果为.实用内科学[M].15版.北京:人民卫生出版社,2017.

[6]中国心力衰竭诊断和治疗指南 2018[J].中华心力衰竭和心肌病杂志,2018,2(4).

[7]葛均波,徐永健.内科学[M].9版.北京:人民卫生出版社,2018.

[8]Guang Hao,Xin Wang,Zuo Chen. Prevalence of heart failure and left ventricular dysfunction in China:the China Hypertension Survey, 2012—2015[J]. Eur J Heart Fail, 2019,21(11):1329-1337.

[9]胡盛寿,高润霖,刘力生.《中国心血管病报告 2018》概要[J].中国循环杂志,2019, 34(3):209-220.

[10]Yancy C W, Jessup M, Bozkurt B. 2017 ACC/AHA/HFSA focused update of the 2013 ACCF/AHA guideline for the management of heart failure:a report of the American College of Cardiology/American Heart Association Task Force on Clinical Practice Guidelines and the Heart Failure Society of America[J]. Circulation, 2017, 136(6):e137-161.

[11]中国心力衰竭诊断和治疗指南 2018[J].中华心血管病杂志,2018,46(10):760-789.

[12]心力衰竭合理用药指南[M].2版.北京:人民卫生出版社,2019.

[13]国家药典委员会.中国药典[M].9版.北京:中国医药科技出版社,2015.

[14]陈湘玉,李国宏.护士安全用药手册[M].南京:东南大学出版社,2014.

[15]高修仁,许顶立,梅卫义,等.心力衰竭:基础到临床[M].广州:中山大学出版社,2013.

[16]霍勇,杨杰孚,王华.心力衰竭规范化防治:从指南到实践[M].北京:北京大学医学出版社,2017.

[17]郭继鸿.舒张性心衰的新理念[M].北京:人民卫生出版社,2009.

[18]吴红金,袁国会.心力衰竭中西医结合治疗学[M].北京:清华大学出版社,2008.

[19]李纪明.心力衰竭诊疗新理念[M].上海:复旦大学出版社,2013.

[20]张健,陈兰英.心力衰竭[M].北京:人民卫生出版社,2011.

[21]万峰,王京生.现代心力衰竭外科治疗学[M].北京:中国协和医科大学出版社,2008.

[22]郭航远,孟立平.慢性心力衰竭非药物治疗研究进展[J].心脑血管病防治,2015,15(02):87－89.

[23]阿布都外里·热合曼,艾斯卡尔·沙比提,木拉提·阿布都热合曼,等.心力衰竭的辅助循环装置治疗的新进展[J].北京生物医学工程,2015,34(2):208－212.

[24]尤黎明,吴瑛.内科护理学[M].6版.北京:人民卫生出版社,2017.

[25]Kober L,Thune J J,Nielsen J C,et al. Defibrillator implantation in patients with nonischemic systolic heart failure[J]. N Engl J Med,2016,375(13):1221－1230.

[26]Yu-Qiu Li,Shuang Zhao,Ke-Ping Chen,et al. Heart rate-adjusted PR as a prognostic marker of long-term ventricular arrhythmias and cardiac death in ICD/CRT-D recipients[J]. Journal of Geriatric Cardiology,2019,16(03):259－264.

[27]Mehra M R,Canter C E,Hannan M M,et al. The 2016 international society for heart lung transplantation listing criteria for heart transplantation:a 10-year update[J]. J Heart Lung Transplant,2016,35(1):1－23.

[28]黄洁,李飞.中国心脏移植受者术前评估与准备技术规范(2019版)[J].中华移植杂志(电子版),2019,13(01):1－7.

[29]中华医学会心血管病学分会心力衰竭学组,中国医师协会心力衰竭专业委员会,中华心血管病杂志编辑委员会.中国心力衰竭诊断和治疗指南2018[J].中华心血管病杂志,2018,46(10):760－789.

[30]中国医师协会心力衰竭专业委员会,中华心力衰竭和心肌病杂志编辑委员会.心力衰竭容量管理中国专家建议[J].中华心力衰竭和心肌病杂志(中英文),2018,2(1):8－16.

[31]心力衰竭超滤治疗专家组.心力衰竭超滤治疗建议[J].中华心血管病杂志,2016,44(6):477－482.

[32]Toni Kuehneman,Mary Gregory,Desiree de Waal ,et al. Academy of Nutrition and Dietetics Evidence-Based Practice Guideline for the Management of Heart Failure in Adults[J]. Journal of the Academy of Nutrition and Dietetics,2018,2212－2672.

[33]林红.心力衰竭患者营养评价现状及营养评价工具的改良和临床应用[D].南京:南京医科大学,2016.

[34]陈媛媛.基于循证构建慢性心力衰竭患者营养管理方案的研究[D].南京:南京医科大学,2018.

[35]霍艳明,孙伟,王辉奇,等.心力衰竭患者营养状态及相关膳食的研究进展[J].现代中医临床,2015,22(04):9－11.

[36]周亦秋,魏渝娟,景胜,等.老年慢性心力衰竭患者营养风险研究[J].中华老年医学杂

志,2016,35(10):1072-1074.

[37]谭渊.心力衰竭患者营养风险筛查及其影响因素研究[D].广州:广州医科大学,2017.

[38]郭兰,王磊,刘遂心.心脏运动康复[M].南京:东南大学出版社,2014.

[39]张抒扬,冯雪.心脏康复流程[M].北京:人民卫生出版社,2017.

[40]张云梅,张宏.心脏康复五大处方[M].昆明:云南科技出版社,2018.

[41]沈玉芹,张健.慢性心力衰竭心脏康复[M].北京:人民卫生出版社,2017.

[42]中国康复医学会心血管病专业委员会,中国老年学学会心脑血管病专业委员会.慢性稳定性心力衰竭运动康复中国专家共识2014[S].

[43]刘淑芬,陈丽霞.慢性心力衰竭患者的康复治疗[J].中国康复医学杂志,2014,29(1):90-93.

[44]杨春悦,葛毅萍,张彬,等.慢性心力衰竭合并焦虑抑郁障碍"双心"诊治最新进展研究[J].心理月刊,2019,14(16):239.

[45]Christiansen,Julie,Larsen,et al. Do stress, health behavior, and sleep mediate the association between loneliness and adverse health conditions among older people? [J]. Social Science & Medicine, 2016,152:80-86.

[46]彭翠娥.舌癌根治并游离皮瓣修复术后患者成长历程的质性研究[J].护理研究,2018,32(19):101-104.

[47]刘浩,贺清明.癌症患者预感性悲哀原因分析及护理对策[J].赤峰学院学报(自然科学版),2017(03):77-78.

[48]张娥,何学勤,黄肖容,等.尿毒症患者绝望水平及其影响因素[J].护理研究,2019,33(09):116-119.

[49]成双.负性情绪对慢性病患者自我概念的影响研究[J].国际护理学杂志,2015(14):1976-1977.

[50]张梦珂,黄娟,豆丽园.慢性病患者自我概念的研究进展[J].中华护理教育,2019,16(02):153-157.

[51]王芳,沈光银,冯俊,等.正念减压疗法对慢性心力衰竭患者自我感受负担及依从性的影响[J].安徽医学,2018,39(09):1142-1145.

[52]赵明慧.正念认知疗法对慢性心力衰竭患者心理状态及生活质量的影响[J].天津护理,2019,27(05):529-533.

[53]郭豪君,李薇,刘少玲.慢性心力衰竭患者自我效能与自护能力的相关性分析[J].护理实践与研究,2019,16(21):32-34.

[54]易小青,金艳霞,傅爱凤,等.舒适护理对上肢骨折术后患者疼痛及满意度的影响[J].护理学杂志,2008,23(06):18-19.

[55]翁桂花,刘晓玲,温瑞霞.舒适护理干预对老年慢性充血性心力衰竭患者的效果观察[J].中国实用护理杂志,2011,27(07):26-27.

[56]王宁,刘翠,刘敏,等.D型人格及相关社会心理因素对慢性心衰患者生活质量的影响[J].中华行为医学与脑科学杂志,2015,24(02):145.

[57]马萍,杨帆,徐丹,等.人文关怀对慢性心力衰竭患者焦虑抑郁情绪的影响研究[J].国际精神病学杂志,2019,46(03):561-563.

[58]姚光琳.双心医学模式对慢性心力衰竭伴焦虑抑郁状态患者心率变异性及心功能的影响[J].中国健康心理学杂志,2019,27(05):723-727.

[59]韩自旺,马金霞.双心治疗对慢性心力衰竭伴焦虑抑郁患者血浆BNP及心功能的影响[J].慢性病学杂志,2018,19(11):1548-1549,1552.

[60]王瑞钰,胡兰,罗素新.慢性心力衰竭合并焦虑抑郁障碍"双心"诊治最新进展[J].心血管病学进展,2016,37(05):503-507.

[61]赵炜,张琳,周海燕,等.同伴支持对心力衰竭患者负性情绪的影响分析[J].医院管理论坛,2017,34(11):66-69.

[62]徐翠荣,谢樱姿,陈泳,等.同伴支持对慢性心力衰竭患者焦虑、抑郁和心功能的影响[J].解放军护理杂志,2018,35(04):37-41.

[63]商淑华,孙国珍,陈媛媛,等.慢性心力衰竭患者社会支持与希望水平现状及其相关性研究[J].现代临床护理,2019,18(01):12-15.

[64]刘辉,郑豫珍,杨丽萍,等.慢性心力衰竭患者从医院到社区无缝隙护理管理模式的应用[J].中华护理杂志,2013,48(12):1061-1066.

[65]金园园,彭幼清.居家远程监护用于慢性心力衰竭患者自我管理的研究进展[J].护理学杂志,2017,32(01):103-106.

[66]喻芳,齐晓燕.住院慢性心力衰竭患者焦虑与抑郁症状[J].中国心血管病研究,2018(08):724-726.

[67]王微微,张艳,江雪梅.心力衰竭患者焦虑患病率及测量工具的荟萃分析[J].实用临床护理学电子杂志,2018(20):167-168.

[68]潘丽红,王继军,徐林群.心力衰竭患者抑郁状况及相关因素[J].国际精神病学杂志,2019(03):431-434.

[69]张健,陈义汉.心脏病学实践2018[M].北京:人民卫生出版社,2018.

[70]Ragavendra R. Baliga,Bertram Pitt.心力衰竭的管理(内科卷)[M].沈卫峰,张凤如,译.上海:上海科学技术出版社,2011.

[71]中华医学会心血管病学分会心力衰竭学组,中国医师协会心力衰竭专业委员会中华心血管病杂志编辑委员会.中国心力衰竭诊断和治疗指南2018[J].中华心血管病杂志,2018,46(10):760.

[72]中国心血管病风险评估和管理指南编写联合委员会.中国心血管病风险评估和管理指南[J].中华健康管理学杂志,2019,13(1):7-29.

[73]Santhanakrishnan R,Wang N,Larson M G,et al. Atria fibrillation begets heart failure and vice versa:temporal associations and differences in preserved versus reduced ejec-

tion fraction[J]. Circulation,2016,133(5):484 - 492.

[74]Zhang L,Lu Y,Jiang H,et al. Additional use of trimetazidine in patients with chronic heart failure:a meta-analysis[J]. J Am Coll Cardiol,2012,59(10):913 - 922.

[75]Cmwley M J,Diamantidis C J,McDuffie J R,et al. Clinical outcomes of metformin use in populations with chronic kidney disease,congestive heart failure,or chronic liver disease:a systematic review[J]. Ann Intern Med,2017,166(3):191 - 200.

[76]张琦,张荣成,张健. 心力衰竭患者血糖管理的研究进展[J]. 中国循环杂志,2018,33(11):1138 - 1141.

[77]苏晞,鄢华. 2018 年欧洲心脏病学会妊娠期心血管疾病管理指南解读[J]. 中国介入心脏病学杂志,2018,26(9):481 - 487.

[78]中国医生协会心力衰竭专业委员会,中华心力衰竭和心肌病杂志编辑委员会. 心力衰竭容量管理中国专家共识[J]. 中华心力衰竭和心肌病杂志,2018,2(1):8 - 16.

[79] Artinian N T,Magnan M,Sloan M,et al. Self-care behaviors among patients with heart failure[J]. Heart & Lung the Journal of Acute & Critical Care,2002,31(3):161 - 172.

[80] Riegel B,Lee C S,Dickson V V,et al. An update on the self-care of heart failure index[J]. Journal of Cardiovascular Nursing,2009,24(6):485 - 497.

[81]郭金玉,李峥,康晓凤. 心力衰竭自我护理指数量表的汉化及信效度检测[J]. 中华护理杂志,2012,47(7):653 - 655.

[82]丁胜,申刚磊. "互联网＋"与医疗深度融合在改善医疗服务中的实践[J]. 中国医院管理,2019,39(3):78 - 80.

[83]陈斌冠,龙玲. "互联网＋"背景下的移动医疗应用现状及发展趋势[J]. 广西医学,2015,37(9):1375 - 1376,1379.

[84]朱劲松. 互联网＋医疗模式:内涵与系统架构[J]. 中国医院管理,2016,36(1):38 - 40.

[85]孟群,尹新,陈禹. 互联网＋慢性病管理的研究与实践[J]. 中国卫生信息管理杂志,2016,13(2):119 - 123.

[86]邓晓燕,陈虾,陈昕,等. 基于家庭医生模式的深圳市社区慢非传健康管理路径的实践与思考[J]. 医学与社会,2015(8):52 - 55.

[87]李辉,陈奇,林鸿波,等. 信息化和大数据应用助推示范区建设精准发力——浙江省宁波市鄞州区慢性病综合防控示范区建设经验[J]. 中国慢性病预防与控制,2018,26(3):212 - 213.

[88]胡秀静,王怡,王家骥,等. 慢性病管理的信息化建设研究与实践探讨[J]. 慢性病学杂志,2018,19(12):1625 - 1628.